KB220598

맨발걷기
트렌드

내 몸 살리는 1% 비밀

맨발걷기
트렌드

홍재화 지음

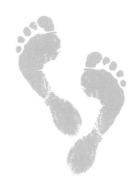

ᅟᅵ 중앙생활사

도시와 사이버 스페이스에서 살아가면서 현대인은 점점 더 자연과 단절되고 있습니다. 이러한 오늘날, 잃어버린 자연과의 연결을 되찾는 방법으로 이 책은 맨발걷기를 제시합니다. 저자는 맨발걷기를 단순한 건강 습관으로 보는 것을 넘어, 그것이 어떻게 우리의 삶을 깊이 있게 변화시키고 현대 사회의 구조적 문제들을 비판적으로 성찰하는 도구가 될 수 있는지를 탐구합니다.

맨발걷기는 우리에게 자연으로의 회귀를 의미할 뿐만 아니라, 현대 사회가 만들어낸 속도와 경쟁에 대한 저항이기도 합니다. 저자는 신발을 벗고 맨발로 걷는 행위가 우리를 단순히 건강하게 만들 뿐 아니라, 우리가 잃어버린 삶의 속도와 단순함을 되찾게 해주는 중요한 실천임을 강조합니다. 이 책은 또한 맨발걷기를 통해 자연스럽게 형성되는 커뮤니티와 공유 경험이 어떻게 현대 사회에서 새로운 문화적 운동으로 자리 잡을 수 있는지를 생생하게 보여줍니다.

그리고 맨발걷기는 사회적 규범에 대한 도전이자 개인의 자유와 자율성을 추구하는 현대인의 상징적인 행위로 볼 수 있습니다. 저자는 이를 통해 우리가 사회적 관습에 얽매이지 않고, 더 자연스럽고 자유로운 삶을 추구할 수 있는 가능성을 제시합니다.

이 책은 단순히 맨발로 걷는 방법을 소개하는 것을 넘어, 그 행위에 담긴 깊은 사회적·문화적 의미를 조명합니다. 독자들은 이 책을 통해 맨발걷기의 철학적·사회학적 의의를 깨닫고, 자신만의 삶의 방식으로 실천할 수 있는 용기를 얻을 것입니다. 이 책을 읽고 난 후 여러분은 단순히 신발을 벗는 것이 아니라, 더 나은 자신과 더 나은 세상을 위한 첫발을 내딛게 될 것입니다.

맨발걷기의 힘으로 우리의 삶과 사회를 재구성하고자 하는 모든 이들에게 이 책을 강력히 추천합니다.

홍성국 더불어민주당 전(前) 국회의원

평소 맨발의 힘을 강조해 온 사람으로서 이 책은 귀중한 자료입니다. 기존에 나온 맨발 관련 서적에 비해 사회학적 의미, 건강 증진 수단으로서 맨발, 발 자체의 건강이 신체에 미치는 영향, 미니멀리즘 신발, 앞으로의 과제와 대안까지 거의 모든 분야를 다루고 있습니다. 전작에서는 걷기와 인체의 구조에 대해서 해박한 지식을 다루어 깜짝 놀랐습니다. 의료인이 생각하지 못한 내용까지 다루어 좋은 배움을 얻었습니다.

10년 전부터 시작한 맨발걷기는 습관으로 굳어서 거의 매일 실천을 하고 있습니다. 우리는 양말, 신발이 없는 상태에서 태어났습니다. 발을 보호하기 위해 시작한 양말, 신발이 우리를 병들게 하고 있다는 생각은 못 해봤을 겁니다.

너무 쪼이는 양말 고무줄로 발목에서 혈관이 눌리고, 신발이 발가락을 쪼이고 해서 서서히 발가락의 힘이 떨어집니다. 이로써 척추의 변형도 오고 있습니다. 환자들 발가락 힘을 체크해 보면 돌처럼 단단해야 할 엄지발가락이 힘없이 흐느적거립니다.

발 자체의 기능을 좋게 하는 방법은 그것을 사용하는 것뿐입니다. 발가락 힘을 기르는 운동을 가르쳐드리고, 맨발걷기를 환자들에게 권합니다. 다행히 최근에는 맨발걷기 열풍이 불어 환자들도 거부감이 없이 하려고 합니다.

맨발이 좋으면 신발이 안 맞을 수도 있습니다. 발가락 힘이 빠지는 원인이 신발에 있으므로 환자들에게는 볼 넓은 신발을 권합니다. 그런 신발을 찾던 과정에서 비바미 홍재화 대표님이 만드시는 신발을 발견했고, 가족들이 사용해보고 만족스러워해서 환자들에게 권하고 있습니다.

우리는 습관을 바꾸기가 힘들고 남들과 다르게 튀어 보이는 걸 싫어합니다. 신발 얘기를 하면 본인 신발이 아주 편하다고 합니다. 기존의 신발들은 만들어진 신발에 내 발을 구겨 넣어서 변형을 일으키는데 환자들은 거기까지는 생각을 못 합니다.

과식을 해서 배가 부르면 허리띠를 풉니다. 마찬가지로 발가락, 발목, 발뒤꿈치가 쪼이지 않도록, 발가락을 벌렸을 때 신발에 닿지 않아야 합니다.

발바닥은 발가락을 움직이고 지면을 읽기 위해 얇을수록 좋습니다. 발바닥, 손바닥은 센서인데, 센서를 막아 버리면 두뇌가 활성화되지 않습니다. 수술할 때 감염의 우려를 대비해서 수술용 장갑을 2겹 사용하는 경우가 있는데, 이때 아주 둔한 느낌으로 애를 먹곤 합니다. 손에는 장갑을 특별한 경우가 아니면 끼고 다니지 않는데, 발은 항상 양말을 신습니다. 손가락, 발가락을 자극해줘야 뇌가 활성화됩니다.

이런 기능을 다 만족시키는 맨발과 같은 신발을 만들어주시는 홍재화 대표님을 알게 된 것이 저뿐만 아니라 환자들에게도 축복이라고 생각합니다. 시장성이 없어서 만들지 않던 작은 사이즈의 신발도 만들어주셔서 소아 환자들도 많은 도움을 받아 다시 한번 감사를 드립니다.

병원에서 환자를 치료하고 재발하지 않도록 기본적인 방법의 하나로 맨발걷기와 맨발신발을 사용하고 있습니다. 이 책에서 언급하는 좋은 내용 중에 의료인으로서 인상적인 구절을 소개하면서 이 글을 마칩니다.

"전통적 의료 시스템에서 환자가 종종 겪는 수동적인 역할에서 벗어나 건강과 웰빙에 대한 책임을 스스로 지게 된다. 맨발걷기는 개인의 건강에 대한 인식과 이해를 증진해서 자기 관리 능력을 향상하는 데도 도움이 된다. 예방적 건강관리 역할로 건강 문제가 발생하기 전에 건강을 적극적으로 관리하는 방법을 제공할 뿐 아니라 장기적인 건강관리 전략의 일부가 될 수 있다.

이렇게 맨발걷기는 더 많은 사람이 건강관리에 접근할 수 있게 해주며, 개인의 책임과 자율성을 강화하고 건강에 대한 인식을 높이며 예방적 접근을 제공함으로써 획일적 치료 의학의 전통적인 한계를 넘어서게 해준다."

신효상 마취통증의학과의원 원장

머리말

우리는 급변하는 현대 사회에서 살아가고 있습니다. 빠른 속도, 끊임없는 변화 그리고 기술의 진보는 우리 삶을 풍요롭게 하지만, 동시에 신체적·정신적 건강에 대한 도전을 안겨주기도 합니다. 이러한 배경 속에서 건강과 웰빙을 향한 우리 여정은 점점 더 복잡해지고 있습니다. 바로 이 지점에서 '맨발걷기'와 '슬로 헬스Slow Health'라는 두 개념이 만나며, 이 책은 그 교차점을 탐구합니다.

맨발걷기는 단순히 신발을 벗고 걷는 행위 이상의 의미를 지닙니다. 그것은 우리가 자연과 연결되는 방식, 우리 몸이 땅바닥을 느끼고 반응하는 방식을 재정의합니다. 이 책에서는 맨발걷기가 신체적·정신적 건강에 미치는 영향을 자세히 조사하고, 이것이 어떻게 슬로 헬스의 원칙과 일치하는지 탐구합니다. 슬로 헬스는 천천히, 의도적으로 지속가능한 건강을 추구하는 것을 의미하며, 맨발걷기로 누릴 수 있는 자연 경험과 완벽하게 어울립니다.

이 책에서는 사례 연구를 바탕으로 이론적 개념을 실제 경험과 연결해 독자들에게 맨발걷기와 슬로 헬스를 자기 삶에 어떻게 적용할 수 있는지 아이디어를 제공하려고 노력했습니다. 특히 한국 사회에서 맨발걷기는 전통문화, 자연과 교감, 건강에 대한 커지는 관심과 결합해 두드러지게 나타나고 있는데, 이는 여러 요인에 기인합니다.

첫째, 한국의 전통적 생활방식에서는 신발을 벗고 하는 일이 많습니다. 전통적으로 한옥이나 사찰에서는 보통 신발을 벗고 생활했으며, 이러한 문화적 배경이 현대에도 맨발걷기에 대한 긍정적 인식을 형성하는 데 기여하고 있습니다.

둘째, 한국은 빠른 경제 발전과 도시화를 경험했으며, 이 과정에서 자연과 연결감을 잃어가는 현상을 반성하기 시작했습니다. 많은 한국인이 스트레스가 많은 도시 생활에서 벗어나 자연과 교감하려는 욕구를 가지게 되었으며, 맨발걷기가 이런 욕구를 충족하는 방법 가운데 하나라고 생각하기 시작했습니다.

셋째, 한국에서는 최근 건강과 웰빙에 관심이 커졌습니다. 특히 천연의 자연환경을 활용한 건강 증진 방법에 관한 관심이 높아지면서 맨발로 걷는 것이 신체적·정신적 건강에 좋다는 인식이 확산되고 있습니다. 이러한 한국의 문화적 배경으로 생겨난 맨발걷기는 한국 사회에 다음 네 가지 문화 현상을 발생시키고 있습니다.

건강과 웰빙에 대한 현대적 접근　맨발걷기가 신체 건강, 특히 발과 척추 건강에 어떤 긍정적 영향을 미치는지 과학적 관점에서 설명합니다. 이는 건강과 웰빙에 관심이 많은 현대 독자에게 맨발걷기에 대한 의욕을 더욱 높여주고자 함입니다.

사회적 · 경제적 측면　맨발걷기가 사회적 지위, 경제적 상황과 어떻게 연결되어 있는지 분석합니다. 현대 사회에서 맨발걷기가 어떻게 다양한 사회적 · 경제적 메시지를 전달하는 수단이 되는지 탐구합니다.

심리적 · 정서적 효과　맨발걷기가 개인의 심리적 안정감, 스트레스 감소, 자연과의 연결감 증진에 어떻게 이바지하는지 설명합니다. 이로써 도시화 · 디지털화된 현대 사회에서 자연과 연결되고자 하는 욕구를 지닌 사람들에게 더 행복한 삶을 보여주고자 합니다.

노년 시대 건강한 세계화로서 한류 문화　맨발걷기는 전통적으로 자연과 깊은 연결감을 중시하는 한국 문화의 일부로 볼 수 있습니다. 이 활동으로 노년층은 자신들의 문화적 유산을 젊은 세대에게 전달하고, 한류의 건강한 측면을 국제적으로 알릴 수 있습니다.

현대에 와서 맨발걷기는 건강과 웰빙의 관점에서 재평가되기 시작했습니다. 맨발로 걷는 것이 신체 균형과 자세 개선에 도움이 된다는 연구 결과가 나왔으며, 자연과의 연결, 소비주의에 대한 반발 등 다양한 철학적·환경적 이유로 선택되는 현상으로까지 발전했습니다.

이 책에서는 맨발걷기와 슬로 헬스라는 두 개념을 바탕으로 건강, 웰빙, 지속가능성 그리고 생활방식에 대한 새로운 시각을 제시하려고 노력했습니다.

여러분이 이 책을 읽고 천천히 사회철학적 건강을 추구하는 여정에 동참하기를 바랍니다.

홍재화

차 례

추천의 글 1   4

추천의 글 2   6

머리말   10

1장 슬로 헬스, 맨발걷기의 사회학

걷기의 종말과 재탄생   22

2장 맨발걷기와 건강 의학

의학계의 회의론과 반론   44

의학적 검증 방법과 사례   55

과학적 의학의 한계 극복   65

3장 바른 맨발걷기 자세

맨발로 걷는 데 적응하기   75

맨발로 걷기와 신발 신고 걷기의 다른 점   78

해변이나 진흙길 같은 부드러운 곳 걷기   82

4장 맨발걷기와 족부 건강

족부 의학이란   93

맨발걷기와 하체 근육 강화   95

전반적인 자세 개선   100

맨발걷기로 발 질환 예방과 치료   104

5장 환경 운동으로서 맨발걷기

맨발걷기와 자연의 연결   112

환경 의식을 향상하는 맨발걷기   115

지속할 수 있는 생활방식으로서 맨발걷기   118

6장 고령화 사회에서 건강 증진 수단으로서 맨발걷기

노령층의 건강상 이점   124

건강법에 대한 인식 변화   130

자기 효능감을 증진하는 맨발걷기   136

7장 치료 선택권을 증진하는 맨발걷기

의학계에서 활용하는 방향   144

한의학계에서 활용하는 방향   147

발반사요법에서 활용하는 방향   151

스포츠 과학계에서 활용하는 방향   154

어싱하는 사람들의 관점   160

스본스도(KSNS)하는 사람들의 관점   167

8장 맨발신발의 이해

맨발신발의 특징   180

맨발신발의 출현   187

맨발신발과 일반 신발 비교   193

기능성 신발의 지향점, 맨발   198

비바미 맨발신발만의 특징   202

맨발신발을 사용할 때 주의점   207

비바미 신발의 사례   211

9장 한국에서 맨발걷기가 유행하는 이유

한국의 자연 친화적 문화와 맨발걷기   218

의료지식의 탈전문화   221

온라인화된 사회적 지지 네트워크의 발달   229

10장 맨발걷기의 오해와 도전

맨발걷기에 대한 오해   242

맨발걷기의 장벽 극복 방안   248

맨발걷기에 대한 과도한 믿음   256

의료 재구조화를 하는 맨발걷기   260

11장 맨발걷기 운동의 미래

맨발걷기 운동의 발전 가능성   268

지역사회 활동의 중심축으로서 맨발걷기 운동   274

세계화를 위한 제안   279

1장

슬로 헬스,
맨발걷기의 사회학

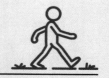

맨발걷기는 자연과 깊이 연결되어 신체적·정신적 웰빙을 증진하는 슬로 헬스의

핵심 요소다. 자연스러운 환경에서 천천히 걷는 것은 몸과 마음에 깊은 평온과 안

정을 가져다준다. 또 빠르지 않지만 의식적이고 목적 있는 신체활동을 강조한다.

우리나라에는 호남대로, 영남대로, 의주대로가 있다. 호남대로는 서울 청파동에서 시작해 해남까지, 영남대로는 청파동에서 부산까지, 의주대로는 서울에서 의주로 가는 옛날 길이다. 대개 조선시대 선비들이 과거 보러 가는 길이었다고 하지만 보통 사람들도 많이 다니는 큰길이었다.

나는 사정상 이 길들을 다 걷지는 못하고 영남대로는 서울에서 안성까지, 호남대로는 서울에서 부여까지, 의주대로는 서울에서 파주까지 걸었다.

언젠가는 이 세 옛길을 모두 걷고야 말리라는 다짐도 했지만 이 길들은 아스팔트, 콘크리트로 포장되고 옛 정취가 새로 짓는 아파트와 도시에 사라지면서 의욕을 잃었다. 그 대신에 북한산 둘레길 같은 서울 둘레길, 제주 둘레길, 지리산 둘레길 등 흙을 밟으며 한적하게 걸을 수 있는 길들이 많이 생겼다. 인간은 왜 차를 타고 편하게 휙 다녀올 수 있는 길을 굳이 걸으려고 할까?

걷기의 종말과 재탄생

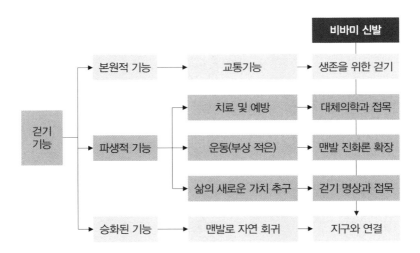

현대인이 걷는 이유와 우리의 선조들, 불과 50~60년 전 세대가
걸은 이유는 다르다. 이전에는 생존하려고 걸었지만 이제는 건강

하게 살려고 걷는다. '걷기의 종말'이 오기 직전에 인간은 걸어야
할 세 가지 이유와 맞닥뜨렸다.

걷기의 본원적 기능 – 걷기의 종말

나는 걷기의 기능을 본원적 기능과 파생적 기능 둘로 나눈다.
본원적 기능은 말 그대로 걷기의 근원적 이유, 즉 태곳적부터 생
존하려고 걸었던 것이다. 이곳에서 저곳으로 가는 수단은 절대
다수의 사람에게는 두 다리가 유일했다. 맹수로부터 도망가려
고, 논밭에서 농사지으려고, 전쟁하려고, 장사하려고 인간은 걷
고 뛰었다.

걷지 않으면 죽음이던 시절에는 잘 뛰고 잘 걷는 것이 생존하
는 절대적 조건이었다. 이처럼 생존을 위해 걸을 수밖에 없을 때
는 걸어가는 것 자체에 대한 의식이 끼어들 여지가 거의 없었다.
근세 이전 문헌에서 걷는다는 행위를 특별히 언급하는 것은 '사
유 도구'로 걷기를 할 때뿐이었다.

이처럼 걷는 것 자체가 주된 행위의 목적이 된 적은 없다. 군인
은 전쟁하고자 걸었고, 농부는 농토로 가고자 걸었고, 장사꾼은
장사하고자 걸었다. 비록 '걷기'의 가장 본원적 행위가 장소 이동,
즉 교통기능이기는 했지만 그 자체가 목적성을 가졌다거나 의미

를 부여받지는 못했다.

그런데 한국이 근대화되고 자동차, 버스, 기차가 대중교통 수단이 되면서 우리는 굳이 잘 뛰거나 잘 걸을 필요가 없어졌다. 걷기는 인간에게 계급이 생긴 이후 권력이나 재력이 있는 사람이 하는 일은 아니었다. 힘이 있는 자는 서민이 함부로 갖지 못하는 탈 것을 이용해 움직였다. 말, 마차, 가마는 자동차가 나오기 전까지 유사 이래 5만여 년 동안 최고 교통수단이었다.

하지만 산업혁명 이후 나타난 자동차, 기차는 모든 계급이 걷지 않아도 생존할 근거를 만들어주었고, 걷는다는 것은 매우 비효율적인 활동이 되어버렸다. 계급 구분이 희미해지고 노동 수단이 기계로 대체되었다. 이전에는 걸어갔을 500m 옆의 논밭에도 자동차나 경운기를 끌고 가서 농사를 짓는 시대가 되었다.

장사꾼이 500km에 가까운 서울과 부산 사이를 걸어 다니며 사업을 하기에는 걸리는 시간과 노력 대비 너무 비효율적이다. 한 달 남짓 걸어서 장사하는 보부상은 이렇게 먼 거리를 상권으로 하지 않는다. 기껏해야 반경 50~60km 정도로 하고, 근방에서 열리는 5일장이 그들의 활동 무대이다. 그도 그럴 것이 등짐을 지고 길을 떠나기는 쉽지 않고, 그 등짐의 무게가 체력의 한계이자 장사 규모의 한계였기 때문이다.

전쟁도 여전히 보병이 주력이기는 하지만, 실제 전장의 승패를 가르는 것은 보병이 아니라 비행기를 타고 폭탄을 쏟아붓는 공군과 탱크를 몰고 포를 쏘아대는 포병·기갑병이다. 군대도 이제 걷기가 드물어졌다. 근대화 시대가 도래한 지 불과 수십 년 만에 인류 역사 500만여 년을 지속해오던 걷기는 종말을 고하는 듯했다.

걷기의 파생적 기능 – 걷기의 재탄생

걷기가 비로소 저 스스로 의미를 갖기 시작한 것은 모순되게도 본질적 의미의 걷기가 쇠퇴하면서부터다. 자동차가 거리를 점령하고 사람들이 100m 걷기도 힘겨워할 무렵 걷기가 재조명되기 시작했다. 그것은 문명의 발전과 반비례로 잊혀가는 그리고 약해져가는 인간의 두 다리, 직립보행의 특성으로 받았던 혜택을 되살리는 것이기도 하다.

걷기는 굳이 하지 않아도 되는 육체적 활동을 함으로써 육체와 정신의 합일을 시도하는 새로운 영적 행위가 되었다. 차갑고 딱딱한 아스팔트 위를 시속 100km로 달리는 자동차 때문에 잊어버린 자연 속 여행이라는 의미를 다시 찾아내려는 노력이기도 하다. 현대인은 건강을 위해서도 걷고 명상을 위해서도 걷는다. 이제 걷기를 노동으로 보는 시각은 없어졌다.

치료와 예방을 위한 걷기 ──

치료와 예방은 인간의 걷기가 제 기능을 하지 못하면서 발과 연관된 부분의 신체가 퇴화함에 따라 유발되는 질병을 치료·예방하는 데 중점을 둔 것이다. 현대 의학에서는 걷기의 중요성을 점점 더 강조하고 있다. 또 육체적 치료와 예방뿐만 아니라 심리적 치료에도 걷기를 빼놓지 않는다.

숨이 약간 찰 만한 중간 강도의 신체활동이 만성질환(생활습관병)의 예방과 치료에 효과적이라는 연구 결과가 많다. 특히 통증이 있는 부분의 통증 완화를 주된 치료 목적으로 하는 현대 의학은 병의 원인을 근본적으로 치료하지 못한다는 단점이 있다. 게다가 현대 의학은 치료비와 검사비가 어마어마하다.

이러한 현대 의학의 한계에 불만을 품은 사람들은 새로운 대체요법을 찾는데, 그중 하나가 걷기다. 발반사요법, 김세연 스본스도KSNS나 어싱earthing, 즉 맨발걷기가 주요한 대체의학 중 하나다. 이들 대체의학은 비록 현대 의학이 말하는 의학적 근거는 약하나 실제 치료 경험을 증언하는 사례는 무척 많다. 발반사요법은 이집트 시대부터 있었고 세종대왕도 이용했다는 기록이 있어 '시간의 검증'을 거쳤다고 할 수 있다.

스본스도나 어싱 맨발걷기는 세상에 나온 지 20여 년 안팎에 불과한 점을 생각하면 향후 과학적 근거를 가질 만한 충분한 이유가 있다. 맨발걷기는 과학적 의학의 한계를 넘어서는 예방적 접근 방식으로 정신건강 증진에 이바지할 수 있다. 특히 자연환경에서 하는 맨발걷기는 명상 효과를 가져와 정신적 긴장과 스트레스를 줄여준다.

신체활동은 스트레스 호르몬 수치를 낮추고 행복감과 안정감을 높이는 호르몬의 분비를 촉진한다. 특히 맨발걷기는 우울증과 불안 증상을 완화하는 데 도움이 될 수 있다. 규칙적인 신체활동은 뇌의 신경 화학적 균형을 개선하고, 기분을 좋게 하는 뇌 화학물질의 분비를 촉진한다. 이는 정신건강을 개선하고, 우울증·불안 증상을 줄이는 데 효과적이다. 맨발걷기는 자아 인식과 자기반성을 증진할 수 있다. 개인은 자연과 교감해 자기 생각과 감정에 더 집중하게 되는데, 이로써 자기 인식을 높이고 정신적 웰빙을 증진하게 된다.

마지막으로, 맨발걷기는 사회적 상호작용과 연결감을 증진할 수 있다. 같은 활동에 참여하는 사람들과 교류하는 것이 사회적 지원의 느낌을 제공하고 고립감을 줄이는 데 도움이 될 수 있다.

미국 캘리포니아대학교의 가에탄 슈발리에Gaétan Chevalier의 연구 논문 「접지: 인체를 지구 표면 전자에 다시 연결하는 것이 건강에 미치는 영향」에 따르면, '어싱'으로 알려진, 자연과 직접 접촉해 지구로부터 전자를 흡수하는 과정에서 맨발로 15분만 걸어도 코르티솔 수치가 31% 감소하고, 불안과 부정적 생각이 줄어들 수 있다고 한다.

이처럼 어싱은 신체적 건강과 마찬가지로 정신건강에도 이점을 제공하는데 긴장 풀기, 수면 개선, 염증 감소, 면역 체계 강화, 통증 감소, 치유 과정 가속화 등의 효과가 있는 것으로 나타났다. 정신적으로는 스트레스·불안·우울감 감소, 집중력과 주의력 향상, 평온함과 안녕감 증진 등의 효과가 있다고 한다.

자연 속에서 맨발로 걷는 활동은 명상과 유사한 효과를 제공해 현재 순간에 더 집중하고 마음을 진정시키며 명상적 상태를 촉진하는데, 이런 경험은 정신적 긴장을 완화하고 스트레스를 줄이며 전반적인 정신건강을 향상하게 해준다.

어싱은 우리 몸이 지구의 자연적 전하와 동기화하도록 해서 근육과 심혈관 시스템을 운동시키고, 정신건강을 개선하며, 스트레스를 줄여 몸의 기능을 전반적으로 향상하면서 건강에 다양한 이점을 제공함으로써 우리가 지구와 깊이 연결되어 있음을 상기하게 해준다.

운동을 위한 걷기 ──

걷기의 또 다른 기능은 '운동'이다. 걷기는 가장 기본적인 운동으로 대체로 척주 교정 효과가 있으며, 퇴화한 근육을 사용해 인체의 건강 회복에 중점을 둔다. 이는 발의 기초 해부학과 생리학, 전족 이상과 당뇨가 발에 미치는 영향, 신발 구조와 제조법 등으로 의료상의 효과를 노리는 건기다.

맨발걷기에서는 마사이워킹 신발이 가장 유명하며, 이를 주도한 MBT(마사이 신발)의 경우 유럽에서 의료기구로 공인받기도 했다. 이를 일반적으로 생각한다면 의사의 처방이 필요한 특수한 경우에 사용되는 신발이라는 개념이기도 하다. 항상 운동량이 부족하다고 느끼는 현대인에게 마라톤은 너무 힘들고 자전거와 같은 운동은 도구가 필요할 뿐 아니라 사용 시기와 장소가 제약을 받아 일상적으로 하기에는 어려움이 있다. 하지만 걷기는 그야말로 시간과 신발만 있으면 되면서도 충분한 운동 효과를 볼 수 있다.

최근 들어 자주 사용되는 말인 '파워워킹power walking'은 시속 5~6km 정도로 빠르게 걷는 것이다. 프로스펙스, 르까프, 나이키 등에서 나오는 워킹화들이 파워워킹에 특화되어 있다. 맨발걷기는 과학적 의학의 한계를 넘어서는 예방적 접근 방식으로 면역 체계를 강화하는 데 이바지할 수 있다. 또한 다양한 자연 요소와 직접 접촉해 신체를 자극하며, 면역 체계의 활성화와 강화에 도움이 될 수 있다.

운동은 면역 체계를 활성화해 감염에 대한 저항력을 높이고 전반적인 면역 건강을 개선한다. 그중에서도 맨발걷기는 스트레스를 줄이는 데 도움이 된다. 스트레스는 우리 몸의 면역 체계를 약화할 수 있다.

맨발걷기는 혈액 순환을 개선하는 데도 도움이 된다. 발바닥에 혈관과 신경이 많이 집중되어 있어 맨발로 걷는 것이 혈액 순환을 촉진한다. 개선된 혈액 순환은 면역 세포의 효율적 운반과 작동에 이바지하여 면역 체계의 전반적 기능을 증진할 수 있다.

삶의 새로운 가치 추구 ——

걷기는 '삶의 새로운 가치 추구'로 위의 두 가지 기능을 추구하기는 하지만 그보다는 '더 높이, 더 빨리'를 밀어붙이는 현대의 삶에 반기를 드는 '느림의 미학'을 따른다. 평소에 차를 타고 시속 100km로 휙 지나가던 곳을 걸을 때는 사물을 그저 스쳐 지나가지 않고 시속 3~4km의 속도로 바라보게 되며, 그러다 보면 사물을 숙고하는 법을 배우게 되기도 한다.

빠르게 살아가면서 잊어버린 자연과 풍광, 주변 삶을 감상하는 능력을, 느리게 걸으면서 세상을 숙고하고 존중을 알게 되는 우아한 기술이기도 하다. 이는 '자연을 밟지 말고 느끼자'는 필맥스의 '맨발신발'이 추구하는 바다.

이제 '걷기'는 단순히 장소를 이동하는 교통수단뿐만 아니라 다양한 모습으로 우리에게 다가오고 있다. 걷기는 복고풍 교통수단이면서 철학자들이 가장 즐겨 사용한 사유의 수단이다. 그리고 지금은 걷는 것 자체가 유행하고 있다.

현대 걷기의 특징은 레저로, 즐기는 스포츠로 인기가 높아지고 있다는 점이다. 다람쥐 쳇바퀴 돌 듯하는 일상에서 벗어나 올레길, 둘레길, 마을길, 산책길을 걷는다. 풍광이 좋은 곳이나 교차로 지점에는 걸어서 방문했음을 인증하는 스티커에 도장을 찍는 놀이도 생겼다.

시멘트로 둘러싸인 도시에서 벗어나 자연을 즐기고 인간이 사는 곳에서 이야기를 나누며 건강을 위해 걷는다. 걷기는 생존은 물론이고 건강과 놀이와 사색이 어우러진 놀거리다. 이 우아하게 고통스러운 행위의 유행으로 인간은 삶을 새롭게 해석하기 시작했다.

맨발로 걸으며 자연으로 회귀

이제 인간에게 걷는 것은 우아한 사치가 되었지만 사치만으로는 왠지 부족했다. 그래서 등장한 것이 맨발걷다. 맨발걷기는 현대인에게 자연이 인간을 보호하고 인간의 생존에 절대적 바탕이 됨을 깨닫게 해준다. 현대인은 단순히 건강을 위해 운동하는 공간이 아닌, 자연과 깊이 연결해 더 여유롭고 풍성한 삶을 누리려는 바람을 갖게 되었다. 문명이 발달할수록 인간은 자연을 깊이 이해하고 자연과 연결되는 것이 결국 자신을 구원하고 건강을 위한 길임을 깨달았기 때문이다.

자연과 인간은 분리된 것이 아니다. 인간도 자연의 일부이며, 우리에게 삶의 바탕을 제공하는 자연을 보호하는 것이 곧 인간을 스스로 보호하는 것이다. 맨발걷기는 환경을 보호하고 자연을 몸으로 깨닫는 방법이다. 현대 사회에서 맨발걷기는 자연과 조화하는 새로운 방식으로, 인간은 자연을 이해하고 자연과 일체가 되고자 했다. 이렇게 함으로써 현대인은 자연과 균형을 유지하고 건강을 유지하는 삶을 찾고자 했다.

맨발걷기는 이런 인식을 수행하는 방법의 하나로, 우리가 자연과 더 가까워지는 중요한 트렌드로 자리매김하고 있다. 이제 인간은 지구에서 맨발로 생활하다가, 신발을 신고 다니다가, 다시 맨발로 걷기를 희망하게 되었다.

슬로 헬스, 맨발걷기의 출현

패스트 헬스(fast health)에서 슬로 헬스로 ——

'3개월에 15kg 감량', '3개월이면 몸짱', '차고만 있어도 몸매가 S라인'…. 우리 사회가 워낙 '빨리빨리'를 외치다 보니 삶 자체가 빨라졌고, 모든 것을 빨리해야 정상인 것처럼 되어버렸다. 그러다 보니 헬스업계와 다이어트업계의 '빠르고 힘들지 않게 몸매 만들기'가 마케팅의 큰 논쟁거리가 되었다.

하지만 아무리 마음이 급해도 몸은 그리 급하지 않다. 피트니스업계에서는 과식하지 않으면서 지방을 적당히 섭취하고 운동을 지속해도 100일은 지나야 몸이 변한다고 한다.

헬스와 다이어트에 관한 상업적·사회적 자극이 극에 달하고 있다. 이런 식으로 빨리 몸매 만들기나 다이어트를 해본 사람은 대부분 다시 살이 찌는 '요요현상'을 겪으며 결국 원래 몸매로 돌아가 더 큰 스트레스를 받는다.

사실 늘씬한 몸매는 한국적이지 않다. 원래 한국인은 상체와 하체의 비율이 비슷한 것이 맞는다. 한국 특유의 채식 위주 식단에서는 육식 위주 식단에서보다 소화기관이 길어야 하기 때문이다. 그래서 한국에서 유행하는 패션 아이콘은 '청계산 다람쥐', '꿀벅지', '건강미인' 등 약간 통통하면서 튼튼한 몸매이지 유럽이나 미국에서처럼 마르고 날씬한 모델이 대중의 인기를 끈 적이 없다.

결국 세상사 모든 것이 그렇듯이 건강도 오래 지속해야 효과를 볼 수 있다는 사실이 서서히 사람들 인식에 박히고 있다. '과유불급過猶不及'이다. 이제는 건강도 '지나치게'가 아닌 '적당하게 챙기자'는 생활방식이 퍼지고 있다.

사람들은 '빠름'에서 벗어나 슬로 푸드, 슬로 시티, 슬로 레저를 즐기기 시작했듯이 슬로 헬스를 찾고 있다. 그런 흐름이 사람들이 천천히 북한산 둘레길이나 제주도 올레길을 걷게 한다. 심지어 더 천천히 살자는 '맨발걷기' 클럽도 인터넷에 생겼다.

제주도에서는 생활 수준의 향상과 관광 욕구의 변화에 따라 제주 관광의 새로운 콘셉트로 그 가치가 확대되고 있는, 웰빙-슬로 Well-being & Slow를 융합한 헬스 투어리즘health-tourism의 구체적 모델을 도입하려고 모색하고 있다. 천천히 걸으면서 자연도 즐기고 건강과 삶도 다시 돌아보자는 주제다.

단기간에 어려움 없이 몸을 날씬하게 하고 건강을 지켜준다는 이른바 '패스트 헬스Fast Health'는 햄버거나 핫도그 같은 '패스트 푸드Fast Food'처럼 오히려 몸을 망친다. 비용도 많이 안 들고 자연을 여유롭게 관망하면서 온몸의 기관을 균형 있게 활성화하는 슬로 헬스는 2010년에 불었던 '걷기 열풍'과 더불어 새로운 흐름을 만들어갈 것이다.

세상의 유행은 돌고 돌 듯이 이제는 우리 선조들이 살았던 방식으로 돌아가자는 '슬로 헬스'가 서서히 대세가 되어가고 있다.

슬로 헬스(천천히 건강하게)의 정의 ──

나는 맨발걷기를 '느린 건강slow health'으로 정의하려고 한다. 현대 사회, 특히 한국 사회에서는 뭐든지 빠르게 한다. 그래서 나는 맨발걷기를 슬로 헬스(느린 건강)의 시작이라고 하고자 한다. 그러면 슬로 헬스를 정의해보자. 슬로 헬스는 '패스트 헬스'와 대조되는 개념으로 특히 맨발걷기로 실행하고 이해할 수 있다.

이 두 개념은 현대 사회의 건강 추구 방식에서 근본적으로 다른 접근을 보여준다. 패스트 헬스는 빠른 결과, 즉각적 만족 그리고 효율성을 강조하는 현대적 건강 추구 방식이다. 짧은 시간에 빠르게 결과를 얻어야 직성이 풀리는, 시간이 부족한 현대인이 이제까지 추구했던 건강방식이다. 예를 들어, 빠른 체중 감량을 위한 다이어트, 시간 절약을 위한 고강도 간헐적 운동, 빠른 스트레스 해소를 위한 약물 사용 등이 전형적인 패스트 헬스다. 이러한 방식은 즉각적 효과를 추구하지만 때때로 장기적 건강이나 균형 잡힌 생활방식에 맞지 않을 수 있다.

반면에 슬로 헬스는 느리고 의식적인 생활방식으로 신체적·정신적 건강을 향상하려는 움직임이며, 슬로 푸드 운동에서 영감을 받아 건강한 삶을 영위하는 데 필요한 시간과 주의를 강조한다. 맨발걷기는 이와 연결되어 다음과 같은 특징을 보인다.

맨발걷기는 자연과 깊이 연결되어 신체적·정신적 웰빙을 증진하는 슬로 헬스의 핵심 요소다. 자연스러운 환경에서 천천히 걷는 것은 몸과 마음에 깊은 평온과 안정을 가져다준다. 또 빠르지 않지만 의식적이고 목적 있는 신체활동을 강조한다.

맨발걷기는 이러한 의식적 활동의 예로, 매 순간 발과 지면이 만나는 감각에 집중하며 몸의 움직임을 의식한다. 또한 정신건강의 중요성을 인식하면서 스트레스를 줄이고 마음을 진정시키는 효과적 방법으로 정신건강 증진에 이바지할 수 있고, 아울러 커뮤니티와 연결을 강조한다.

맨발걷기 활동은 사람들이 모여 자연을 함께 경험하고 서로 교류하며 건강한 관계를 형성하는 기회를 제공한다. 이러한 활동으로 맨발로 걷는 사람은 빠르지는 않지만 지속해서 스스로 자기 건강을 책임지고 관리하는 능력을 키운다. 즉 슬로 헬스를 하는 방법으로 맨발걷기는 이상적인 사례다.

맨발걷기는 신체와 마음에 점진적·지속적인 삶에 대한 긍정적 태도를 보인다. 그래서 맨발걷기는 천천히 걸으며 주변 환경을 관찰하고, 자연과 교감하며, 내면의 평온을 추구한다. 발의 근육과 인대가 자연스럽게 강화되고 스트레스 해소, 명상, 자기 성찰의 시간을 갖게 되어 몸과 마음의 조화를 찾는 여유를 보이게 된다.

슬로 헬스의 접근 방식은 빠른 결과보다는 지속가능한 건강과 여유를 중요시한다. 신체와 정신의 균형을 장려하고, 건강한 생활방식을 장기적으로 유지하려고 노력하는 것이다. 이처럼 맨발걷기와 같은 슬로 헬스 활동은 느리지만 꾸준히 건강 개선을 추구하며 현대 사회의 빠른 속도와 대비되는 새로운 방식으로 건강한 삶을 추구한다.

왜 한국에서 슬로 헬스, 맨발걷기가 인기 있는가? ──

맨발걷기는 현대 사회에서 '느린 건강'이라는 새로운 개념을 만들어냈다. 특히 빠르게 변화하고 발전하는 한국 사회에서 맨발걷기는 물리적·정신적 건강 증진에 이바지하는 한편으로 삶의 속도를 늦추고 균형을 찾는 방법으로 자리 잡았다. 이러한 건강 추구 방법이 왜 하필 한국에서 선풍적 인기를 끌고 있을까?

한국 사회는 '빨리빨리' 문화로 잘 알려져 있다. 이런 빨리빨리 문화는 한국의 급속한 경제발전과 더불어 형성되었으며, 많은 분야에서 빠른 결정과 신속한 행동을 요구하는 사회적 분위기를 만들었다. 이러한 한국의 빨리빨리 문화는 필연적으로 삶에 대한 대단히 높은 정도의 스트레스를 주며, 한국인이 받는 스트레스는 세계적으로 가히 추종을 불허한다. 그래서 스트레스는 한국인의 신체적·정신적 건강의 최대 적으로 꼽힌다.

그런 삶에 지친 한국인이 다른 어떤 나라 사람보다 천천히 맨발로 걷는 것에 관심을 보이는 것이 당연하다고 할 수 있다. 이제까지 살아온 속도 빠른 삶과 대조적으로, 맨발걷기와 같은 느린 움직임을 중시하는 건강법이 주목받는 것이다. 얼핏 모순적으로 보일 수 있으나 사실 이러한 현상은 한국 사회의 다양한 측면을 반영하는 것이기도 하다. 그 이유를 세 가지로 꼽아본다.

첫째, 맨발걷기는 건강과 웰빙에 대한 높아지는 관심을 반영한다. 맨발걷기는 스트레스 감소, 자세 개선, 발의 근육 강화 등 다양한 건강상 이점을 제공한다고 알려져 있다. 이는 바쁜 일상에서 자연과 연결되고 싶은 사람들의 욕구를 충족해주는 방법이다.

둘째, 맨발걷기는 한국 전통문화와 연관이 깊다. 맨발로 생활하는 데 익숙해서 맨발로 다니는 공간을 실내에서 실외로 확장하는 데 거부감이 적다.

셋째, 한국 사회에서 점점 더 많은 사람이 산, 들, 공원, 바닷가에서 맨발로 걷는 것을 익숙하게 받아들이고 있다. 이는 정신이 깨어 있는 한 항상 신발을 신어야 한다는 의식이 변화하고, 세상을 걷고 뛰는 방법이 다양해지고 있음을 받아들이기 시작했음을 보여준다.

한국 사회는 이제 단일한 가치나 생활방식에 국한되지 않으며, 다양한 생활방식과 가치관이 공존한다. 빨리빨리 문화와 맨발걷기 같은 느린 활동의 병존은 사회가 더 포용적이고 다양한 선택을 존중하는 방향으로 발전하고 있음을 보여준다.

결국, 맨발걷기의 인기는 한국 사회의 빠른 속도와 대조적이지만 건강, 전통, 다양성, 균형을 추구하는 한국인의 인식이 빠르게, 자연스럽게 변화하고 있음을 나타내는 현상이다. 이러한 모순은 사회의 다양한 측면과 변화하는 가치를 반영하는 것으로, 한국인의 사고방식이 다름을 받아들이는 성숙함을 보여주는 발전적 사회임을 증명하는 현상이다.

빨리빨리하기에 지치고 기계와 문명이 발전하기 전에 생성된 인체 구조 본래의 기능이 퇴화한 고령화 사회인 한국에서 느릿느릿 맨발로 걷기는 일상에서 속도를 늦추고 일시적으로나마 탈출구를 제공하며, 느린 건강을 추구하는 방식으로 자리매김하고 있다. 이제 천천히 맨발로 자연 속에서 걷기는 단순한 운동 이상의 것으로, 자연과 교감, 자기 성찰 그리고 건강한 삶을 향한 몸부림이기도 하다. 슬로 헬스, 맨발걷기는 신발끈을 동여매고 전속력으로 달려온 한국인에게는 선택이 아닌 필수다.

2장

맨발걷기와 건강 의학

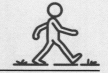

현대 의학이 맨발걷기의 유용성을 완전히 부정하는 것은 아니다. 개인적 경험과 소

규모 연구에서 나타난 긍정적 효과가 있으며, 이는 맨발걷기가 건강에 긍정적 영향

을 미칠 수 있다는 것을 보여준다.

네이버 카페 중 '맨발걷기 국민운동본부'가 있다. 이 카페에 들어가면 맨발로 걸으면서 고혈압, 중성지방, 고지혈증, 호흡곤란은 물론이고 현대 의학에서 난치병으로 알려진 각종 암도 나았다는 글이 많다. 한국방송공사(KBS)에서 방영하는 <생로병사의 비밀>에서도 맨발로 흙길을 걸으면서 건강이 좋아졌다는 내용으로 특집 방송을 하기도 했다. 현대 의학은 이런 치유 사례를 인정하기를 주저하는데, 그 이유가 궁금했다.

의학계의 회의론과 반론

　내가 팔고 있는 신발은 맨발신발이다. 신발을 최대한 신지 않은 것 같은 느낌을 주려고 애쓴다. 발이 무엇인가에 찔리는 것만 막아주는 정도로 두께 3mm의 고무로 된 밑창이 전부다. 뒤에서 더 언급하겠지만 내가 맨발신발을 시작한 이론적 근거는 스포츠과학이었지만, 최근에는 발의 움직임을 중요시하는 '스본스도'와 맨발로 땅을 걸음으로써 몸의 정전기를 없애 건강을 지키는 '어싱'으로 우리 신발이 각광받고 있다.

　스본스도나 어싱 둘 다 의학계에서는 거의 인정하지 않는 대체의학이다. 하기야 역사가 5,000여 년이나 된 한의학에서도 잘 인정하지 않는데 최근에 새로 생겨난 대체의학을 양의학이 선뜻 인정할 리 없다.

현대 의학은 인간의 몸에서 잘못된 부분만을 고치는 데 중점을 두는 '환원주의'적 치료 방법을 쓴다. 우스갯소리로 환원주의적 의학 치료는 사람의 팔다리, 몸통을 다 따로따로 잘라 이상이 있는 부분을 수리한 뒤 자동차 조립하듯이 다시 조립하는 방법이라고 한다.

반면에 한의학은 물론 스본스도, 발 지압 요법foot reflexology 같은 대체의학은 몸 전체를 하나의 시스템으로 보아 시스템을 정상화하는 방법으로 병을 고치는 '전체론system'적 치료 방법을 추구한다. 전체론적 관점에서 머리가 아픈 것은 발바닥에 있는 작은 점이 온몸의 균형을 깬 것이 원인일 수 있어서 몸에 이상이 생기면 몸 전체를 살펴 정상화해야 한다는 것이다.

의학적 관점, 환원주의

사람의 몸을 미세한 단위로 나누어 이해하는 의학적 관점을 일반적으로 '환원주의'라고 한다. 환원주의는 복잡한 현상이나 시스템을 그 구성 요소로 분해해 이해하는 방법이다. 의학에서 환원주의적 접근은 신체를 개별 부위, 기관, 세포, 심지어 분자 수준까지 나누어 분석하며, 각 구성 요소가 어떻게 기능하는지 연구하는 것이다.

이런 방식은 질병의 원인을 구체적으로 파악하고 치료하는 데 매우 유용하지만, 가끔 신체 전체의 상호작용과 균형을 고려하지 못하는 일도 있다. 환원주의의 사례로는 다음과 같은 것들이 있다.

① 유전학에서 유전자 중심 관점은 질병을 유전자 변이나 결함으로 설명한다. 예를 들어, 특정 유전자 변이가 특정 질병을 일으키는 것으로 보는 경우가 있다.

② 약물 치료는 특정 증상이나 질병을 일으키는 생화학적 경로나 세포 과정에 직접 영향을 미치는 약물을 사용하는 방식이다. 예를 들어, 고혈압을 치료하려고 혈압을 조절하는 약물을 사용하는 경우가 이에 해당한다.

③ 분자생물학은 생명 현상을 분자 수준에서 이해하려는 시도로, 특정 단백질이 세포 내에서 어떻게 기능하는지 연구하는 것이다.

이러한 사례들은 복잡한 생물학적 현상이나 질병을 더 작고 구체적인 부분으로 나누어 이해하고 치료하는 환원주의적 접근을 보여준다. 하지만 환원주의적 현대 의학은 많은 성과에도 불구하고 다양한 질병의 원인 파악과 치료에서 실패하는 경우가 있다.

환원주의의 한계는 다음 세 가지로 요약할 수 있다.

항생제 내성 증가　항생제의 남용과 오용으로 많은 박테리아가 항생제에 대한 내성을 개발하게 되었다. 이는 단일한 치료법에 지나치게 의존하며 더 큰 생태계와의 상호작용을 고려하지 않는 환원주의적 접근의 한계를 드러낸다.

정신 질환 치료　정신 질환의 경우 화학 물질 불균형에만 초점을 맞춘 약물 치료는 종종 한계가 있다. 환자의 사회적·심리적·환경적 요인을 고려하지 않는 접근은 효과적 치료를 어렵게 만든다.

만성질환의 복잡성　만성질환은 단일한 원인이나 치료법을 찾기 어렵다. 고혈압, 비만, 심장질환 등은 생활 습관, 유전적 요인, 환경적 요인 등 다양한 요소가 복합적으로 작용하기 때문이다.

대체의학의 전체론

환원주의에 대립하는 개념으로 '전체론' 또는 '시스템 사고'가 있다. 전체론은 개별 부분들을 따로 분리해서 보는 것이 아니라, 이러한 부분이 서로 어떻게 상호작용하며 전체 시스템을 형성하는지에 중점을 두는 관점이다. 이러한 관점은 신체의 각 부분이 서로 연결되어 있으며, 전체적 건강과 기능에 상호 영향을 미친다고 보는 것을 포함한다.

예를 들어, 전체론적 의학에서는 신체의 한 부위에 문제가 발생하면 전체 신체 건강에 영향을 줄 수 있다고 보고, 이를 바탕으로 치료법을 고안한다. 전체론적 치료법은 신체, 정신, 감정, 사회적 상호작용을 포괄적으로 다루는 방법을 포함한다.

이러한 치료법들은 전통적인 의학적 치료법과 다르게 개인의 전체적 건강과 웰빙에 초점을 맞춘다. 대표적인 전체론적 치료법으로는 아유르베다, 침술과 한의학, 자연요법, 명상과 마음챙김, 요가, 홈 요법, 체험적 치료법 등이 있다.

① 아유르베다는 인도 전통 의학으로 몸, 마음, 영혼의 균형을 중시한다. 이는 개인의 체질에 맞는 식이요법, 허브, 요가, 명상 등을 포함한다.
② 한민족 전통 의학의 중요한 진단과 치료 방법인 침술과 한의학은 인체의 기氣 흐름을 조절해 신체적·정신적 건강을 유지하고 복원한다.
③ 요가는 신체 자세, 호흡 기법, 명상을 포함해 신체적·정신적·영적 건강을 증진하는 고대 인도의 신체 연습이다.

이밖에 홈 요법은 극소량의 천연 물질을 사용해 몸의 자연 치유력을 자극하는 치료법이고, 체험적 치료법은 미술 치료, 음악 치료 등과 같이 창의적 표현으로 정서적·심리적 문제를 해결하고자 하는 접근 방식이다. 이러한 전체론적 치료법들은 몸과 마음의 조화로운 활동을 중요시한다.

현대 의학이 전체론적 관점을 인정하지 않는 이유

전체론적 관점은 인체를 하나의 통합된 유기체로 인식하며, 전체적 균형과 조화를 중시하는 관점이다. 이 관점에서는 질병의 원인을 단순히 특정 부위의 문제로 보는 것이 아니라 전체적 균형이 깨지면서 발생하는 것으로 인식한다. 이러한 접근은 신체의 모든 부분이 서로 연결되어 있으며 상호작용한다는 생각을 바탕으로 한다.

하지만 전체론적 관점은 과학적으로 검증하기가 어렵고 치료 효과가 명확하지 않다는 이유로 의학적으로 인정받지 못하는 경우가 많다. 이는 전체론적 치료 방법이 개별적이고 비표준화된 경향이 있어 전통적인 의학 연구 방법론으로 효과를 측정하기가 어렵기 때문이다.

한편, 현대 의학은 질병의 원인을 구체적으로 분석하고 이를 효과적으로 치료하는 데 초점을 맞추고 있다. 이러한 접근은 환원주의적 관점을 반영하며 구체적이고 측정할 수 있는 결과를 제공한다. 그런데도 최근에는 전체론적 관점을 현대 의학에 접목하려는 시도가 증가하고 있다.

통합 의학은 이러한 변화의 예로, 전체론적 관점을 바탕으로 전통적 의학과 다양한 대체 치료법을 결합해 환자의 건강을 개선하는 데 초점을 맞추고 있다. 이 접근은 환자의 전반적 건강 상태, 심리적 요인, 생활 습관 등을 고려해 더 포괄적 치료를 제공하려고 한다. 또한 환자의 개별적 필요와 상황에 맞춘 맞춤형 치료를 제공하고, 전체적인 웰빙과 생활의 질을 향상하는 것을 목표로 한다.

전체론적 치료 접근법은 여러 면에서 유익할 수 있지만 모든 상황에서 효과적이지는 않다. 일부에서는 이 방식이 실패하거나 문제를 일으킬 수 있기 때문이다. 그 이유를 전체론적 치료의 실패 사례로 보면, 먼저 과도한 의존 때문이다. 일부 환자들이 중요한 암 치료를 거부하고 허브나 홈 요법에만 의존하는 등 과학적 근거가 있는 현대 의학적 치료를 완전히 배제하고 대체 치료법에만 의존하는 경우가 있다.

이 경우 환자가 비효과적 치료에 시간과 자원을 낭비하는 것은 물론이고 자기 건강을 해칠 위험이 있다. 이런 위험에 빠지는 많은 사례는 전체론적 접근법이 때때로 특정 질병의 생물학적 원인을 간과하고, 더 광범위한 생활 습관이나 심리적 요인에 초점을 맞출 때 정확한 진단과 효과적 치료가 지연되거나 빠질 수 있기 때문이다.

이러한 위험을 피하려면 사용자는 전체론적 치료제나 보충제가 엄격한 안전성 검증이나 품질 관리 과정을 거쳤는지 확인해야 한다. 그렇지 않으면 부작용이나 예상치 못한 상호작용을 유발할 수 있다.

일부 전체론적 치료법은 과장된 주장으로 환자들이 비현실적으로 기대하게 만들기도 하는데, 이는 치료의 실제 효과와 환자의 경험 사이에 괴리를 초래할 수 있다. 마찬가지로 과학적인 현대 의학이 제동하는 치료법이나 처방한 약에도 늘 부작용이 따름을 생각한다면 대체의학이 마냥 무시해야 할 건강법은 아니다.

현대 의학이 보는 맨발걷기

현대 의학에서 맨발걷기를 인정하지 않는 이유는 여러 핵심 요소에 기인한다. 현대 의학은 신체를 세부적으로 분석하는 데 초점을 맞추며, 특정 부위나 기관에 집중하는 경향이 있다. 이 접근 방식은 신체의 각 부분을 독립적 단위로 보고 각각을 별도로 치료한다. 또한 현대 의학은 엄격한 과학적 방법과 증거 기반 연구에 의존한다. 맨발걷기와 같은 관행이 제공하는 이점은 종종 경험적이거나 주관적이어서 이를 과학적 기준으로 측정하거나 검증하기가 어렵다.

현대 의학의 표준화된 치료 방법과 약물 치료는 비전통적 치료법과 상충할 수 있다. 환원주의적 접근은 신체의 전체 기능이나 균형을 고려하지 않는 경향이 있는데 맨발걷기는 전체 신체의 균형과 자연스러운 기능을 중시하므로 이러한 접근은 환원주의적 관점과 어긋날 수 있다.

현대 의학은 주로 서구의 과학적 방법론에 근거하며 전통적·문화적 치료 방법을 거의 무시하는 편이다. 이러한 요소들로 현대 의학은 맨발걷기와 같은 관행의 잠재적 이점을 완전히 인정하거나 채택하는 데 주저하는 경향이 있다. 다행히 최근에는 전통적 접근과 비전통적 접근 사이의 격차를 줄이려고 노력하고 있다.

맨발걷기의 효과를 증언하는 사람은 많지만, 의료계에서 맨발걷기, 특히 어싱 걷기를 인정하지 않는 이유는 맨발걷기와 어싱에 대한 환원주의적 의학 연구 방법을 이해해야 하기 때문이다.

맨발로 걷고 달리면서 건강을 증진한다는 방법론에 관한 의학적 연구가 부족하다. 발반사요법이나 한의학처럼 걸으면서 지구의 기운을 받아들이거나, 발의 신경이 온몸과 연결되어 있다는 개

넓은 구체적 · 가시적이면서 미시적 현상을 연구하는 현대 의학과는 근본적으로 다르다.

그렇기에 인체 각 부분이 전체와 함께 움직인다는 비의학적 이론에 관한 과학적 연구가 등한시되었다. 이에 따라 시스템으로 움직이는 인체의 구조에 대해 의학계는 이러한 관행의 장점과 안전성에 대한 확실한 결론을 내리기가 어렵다. 시스템으로서 인체의 각 장기가 다른 장기에 미치는 영향이 때로는 일관성이 없거나 어긋나는 경우도 있다.

이러한 점들이 과학적 증거의 확실성을 떨어뜨리고 의학계의 인정을 어렵게 만든다. 그리고 일부 전문가들은 맨발걷기가 특정 환경에서 발 부상이나 감염과 같은 건강 문제를 일으킬 수 있다고 지적한다. 이러한 잠재적 위험성 때문에 맨발걷기에 보수적 태도를 보이곤 한다.

그렇다고 현대 의학이 맨발걷기의 유용성을 완전히 부정하는 것은 아니다. 개인적 경험과 소규모 연구에서 나타난 긍정적 효과가 있으며, 이는 맨발걷기가 건강에 긍정적 영향을 미칠 수 있다는 것을 보여준다. 그러나 이러한 관행이 의학적으로 널리 인정받으려면 더 많은 과학적 연구와 증거가 필요하며, 의학계에서도 점차 그 필요성을 인정하는 추세다.

신경과학적 관점에서 볼 때 발바닥 면적은 5%에 불과하지만,

인체 신경의 약 20%가 발바닥에 집중되어 있고, 맨발걷기가 온몸의 신경을 활성화하며 몸의 균형을 유지한다. 또 진화론적 관점에서 인간의 발은 맨발로 걷기 위해 진화했다는 것도 중요한 사실이다.

인간은 지구상에 나타난 이래 약 5만 년 동안 맨발로 걸었고, 신발을 신기 시작한 것은 불과 5,000년밖에 되지 않았다. 또 가장 계층이 낮은 사람도 신발을 신은 것은 불과 70~80여 년에 불과하다. 인간의 생리 작용과 정신 작용은 대부분 아직도 맨발로 걷고 달리던 시대에서 벗어나지 못하고 있다. 따라서 맨발로 걷는 것이 우리의 신경과 의식을 지배하는 생리 작용과 더 가깝다. 하지만 맨발걷기 프로그램은 개인의 건강 상태, 체력 수준, 생활방식에 맞게 조정하는 것이 중요하다. 겨울에도 맨발로 걷는 것은 의학적 근거가 부족하며, 오히려 체온이 저하되어 몸에 좋지 않은 영향을 미칠 수 있다.

의학적 검증 방법과 사례

현대 과학적 의학은 발전하고 있지만, 여전히 많은 문제와 한계를 가지고 있다. 이러한 문제와 한계 때문에 인간의 몸을 미세하게 관찰해도 연구가 덜 된 분야가 많고, 인체 기관 간의 상호작용을 연구한 사례는 더욱 부족하다. 시스템으로서 인체에 관한 연구는 오히려 과학적 의학의 범위를 벗어난 분야에서 더 많이 알려져 있으며, 그중 하나가 맨발걷기이다. 맨발걷기는 신체 균형과 기능 향상으로 전통적인 의학적 접근의 한계를 넘어서는 여러 방법을 제공한다고 볼 수 있다.

가설 검증 방법

맨발걷기가 인체에 미치는 의학적 효과를 과학적으로 검증하려면 실험을 통한 가설 검증 방법이 필수적이다. 이 과정은 체계적이고 엄밀한 절차를 따라야 하는데, 먼저 맨발걷기와 관련된 구체적 가설을 설정해야 한다. 예를 들어, "맨발걷기는 발의 근육을 강화하고 자세를 개선한다"라는 가설을 세워 이 가설을 검증하고자 설계된 실험을 수행한다.

실험 계획에는 대상자 선정 기준, 대조군과 실험군 구분, 실험 기간, 측정할 변수와 측정 방법 등이 포함된다. 연구의 편향을 최소화하고자 대상자는 무작위로 선정해 실험군과 대조군에 배치하며, 실험군은 정기적으로 맨발걷기를 실천하고 대조군은 기존의 생활방식을 유지하게 한다.

실험하는 동안 연구자는 발의 근육 강도, 자세 변화, 건강 상태 등을 정기적으로 측정 기록해 데이터로 만든다. 자료수집이 완료된 후 통계적 분석으로 실험군과 대조군의 유의미한 차이를 검증한다. 연구 결과가 가설을 뒷받침한다면, 맨발걷기의 특정 의학적 효과가 과학적으로 입증된 것으로 간주할 수 있다. 이러한 과정을 거쳐 얻은 연구 결과는 맨발걷기의 잠재적 이점을 보여주는 근거로 사용될 수 있으며, 향후 관련 연구의 기초 자료로도 활용할 수 있다.

또한 이 연구는 맨발걷기를 촉진하고자 하는 사회적 움직임에 신뢰성 있는 과학적 근거를 제공함으로써 대중의 인식을 개선하는 데도 이바지하게 된다. 실제 맨발걷기에 관한 연구 사례들을 살펴보면, 맨발걷기의 잠재적인 의학적 효과를 검증하려고 다양한 연구가 진행되었다. 독일의 시핑 렌Xiping Ren, 마에루안 케바흐 Maeruan Kebbach, 스벤 브룬Sven Bruhn 등이 연구한 논문 「노년층의 균형 회복 보행에서는 맨발걷기가 더 안정적이다」에 따르면, 대상자들의 균형 회복 보행에서 맨발과 신발 착용을 비교한 연구는 맨발걷기가 균형 회복에서 더 안정적이라는 결론을 내렸다.[1]

이 연구에서는 보행 시 발생하는 방해에 대한 반응 속도와 보행의 안정성을 측정했는데, 맨발 상태 보행이 신발을 신었을 때보다 더 빠른 균형 회복 능력을 보였다. 연구는 정밀한 실험실 환경에서 이루어졌고, 보행 분석 도구를 사용해 다양한 보행 변수를 측정했다.

또한 장기간 맨발로 생활하는 것이 발의 형태학, 생체 역학, 운동 성능, 발병 상태에 어떤 영향을 미치는지 조사한 체계적 문헌 검토도 있다.[2] 이 검토에서는 맨발로 생활하는 사람들과 신발을

1 https://bmcgeriatr.biomedcentral.com/articles/10.1186/s12877-022-03628-w
2 https://pubmed.ncbi.nlm.nih.gov/27801744

신고 생활하는 사람들 사이에 몇 가지 차이점을 발견했으나, 생체 역학적 또는 건강과 관련된 결과에 대해서는 제한적 또는 매우 제한적 증거만 찾았다. 발목 굴곡의 감소와 홀룩스 각도의 변화가 관찰되었지만, 상대적 부상 비율에는 차이가 없었다.

최소한의 신발을 사용하는 일상 활동이 발의 강도를 높일 수 있다는 연구도 있다.[3] 이 연구는 비교적 젊은 연령대(18~55세) 참가자들을 대상으로 했으며, 연구하는 동안 참가자들의 발 강도 변화를 관찰했다. 참가자들은 연구하는 동안 최소한의 신발을 착용하고 일상 활동을 수행했는데, 이는 발의 강도 증가로 이어졌다.

자료를 분석해 맨발걷기 효과 검증

맨발걷기가 건강에 미치는 영향을 분석하기 위해 기존 연구 결과를 체계적으로 검토할 수 있는 자료 분석 방법을 사용하는 것이 중요하다. 자료의 일관성이 부족하면 이미 진행된 연구들에서 얻은 결과를 종합해 맨발걷기가 건강에 어떠한 영향을 미치는지에 대한 이해를 어렵게 하기 때문이다.

첫걸음은 연구 주제와 관련된 기존 연구를 수집하는 것이다. 이

---

[3] https://www.nature.com/articles/s41598-021-98070-0

과정에서는 전자 데이터베이스를 검색하고, 키워드와 주제별로 필터링하며, 참고문헌을 확인해 관련 연구를 광범위하게 찾아내고, 분석에 적합한 고품질 연구만 골라내기 위해 포함·배제 기준을 적용한다. 이때 연구 설계, 참가자 특성, 연구의 질 등을 기준으로 한다.

선별된 연구에서 데이터를 추출할 때는 연구 결과, 측정 지표, 참가자 정보, 연구 방법론 등 중요한 정보를 정리한다. 그 후 메타 분석을 실시해 연구 결과를 종합적으로 분석한다. 메타 분석은 각 연구의 결과를 통합해 전체 효과의 크기를 추정하고 연구 결과 간 일관성을 평가하는 통계적 방법이다.

연구 결과의 다양성을 평가하는 것도 중요하다. 연구 설계, 참가자 특성, 측정 방법 차이 등 다양한 원인으로 발생할 수 있는 다양성은 연구 결과들 사이의 큰 차이를 나타낸다. 다양성은 연구 결과가 우연히 가끔 일어날 수 있는 것이 아님을 증명한다.

마지막으로 연구 결과를 해석하고 결론을 내리는 단계에서는 메타 분석으로 얻은 전반적 효과의 크기와 다양성 정도를 고려해 맨발걷기가 건강에 미치는 영향에 대한 종합적 판단을 내린다. 또 연구의 제한점과 앞으로 연구 방향에 대한 제언도 중요한 부분이다. 이 과정에서 맨발걷기와 관련된 의학적 효과에 대한 신뢰할 수 있는 과학적 근거를 제공하며, 이는 건강 증진과 질병 예방에 유용한 지침을 제공하는 데 이바지할 수 있다.

맨발걷기의 의학적 효과를 자료를 분석해 검증한 사례로 「습관적인 맨발 달리기와 맨발걷기의 장기적 효과: 체계적 검토(Long-Term Effects of Habitual Barefoot Running and Walking: A Systematic Review)」연구가 있다.[4] 이 연구에서는 기존 연구를 체계적으로 검토해 장기간의 맨발 생활이 발 형태학, 생체 역학, 운동 성능 그리고 발병 상태에 어떤 영향을 미치는지 평가했다. 연구에서는 참가자 8,399명이 포함된 15개 연구를 분석해 맨발 생활이 발목 굴곡 감소와 발가락 변형 정도에 영향을 미친다는 사실을 발견했다.

또 다른 연구인 「신발이 자세의 흔들림에 미치는 영향: 체계적 검토와 메타 분석(Influence of footwear on postural sway: A systematic review and meta-analysis)」에서는 신발 착용에 비해 맨발 상태에서 자세 제어에 미치는 영향을 메타 분석 방법으로 조사했다.[5] 이 연구에서는 5,189개 연구 중에서 207개를 체계적 검토에, 8개 연구를 메타 분석에 포함했다. 결과적으로 신발을 착용한 상태에서의 자세 제어가 맨발 상태에 비해 상대적으로 약해진다는 사실을 발견했다.

이들 연구 결과는 맨발걷기와 관련된 의학적 효과를 평가하려고 자료 분석 방법을 적극 활용한 사례로, 기존 연구 결과들을 체

---

4 https://pubmed.ncbi.nlm.nih.gov/27801744
5 https://pubmed.ncbi.nlm.nih.gov/34902659

계적으로 분석하고 종합적으로 평가해 맨발걷기의 잠재적 이점과 한계를 더 깊이 이해할 수 있게 해준다. 이러한 접근 방법은 개별 연구 결과의 한계를 극복하고 전반적 추세와 패턴을 파악하는 데 유용하며, 향후 연구 방향을 제시하는 데도 이바지할 수 있다.

인터뷰와 조사로 검증

매주 토요일, 박동창 맨발걷기협회 회장은 대모산에서 모임을 한다. 이 모임에는 적게는 50여 명, 많게는 200여 명이 온다. 이 모임에는 맨발로 걸으면서 건강이 나아진 사람의 증언을 듣는 시간이 꼭 있다. 2024년 4월 초에 내가 참가했을 때는 여자 참가자가 유방암과 불면증이 나아진 사례를 모든 참가자 앞에서 설명했다.

나이가 70대 초반인데도 60대가 안 된 듯 젊어 보인 이분은 병원에서 완치를 장담할 수 없는 약물 치료와 방사선 치료를 권하자 큰 비용을 들여도 병의 개선을 확신하지 못하는 것보다 차라리 스스로 노력하는 방법을 실행하기로 했다. 그리고 집 근처 산에서 맨발로 걷기를 하루 몇 시간씩 하면서 식이요법을 병행한 결과 암세포가 거의 사라지고 남은 암 덩어리는 더 커지지 않았다. 그를 진료한 의사들은 암이 나았다면서 놀라워했다.

이처럼 맨발걷기가 건강에 미치는 긍정적 영향과 질병 회복에 이바지하는 방법을 밝히려면 인터뷰와 조사 방법을 활용하는 것이 유익하다. 이 방법들은 개인의 경험과 실제 생활에서의 변화를 직접 파악하고 배경이 다양한 사람들로부터 폭넓은 시각을 얻게 해준다.

조사 방법, 대상 그리고 검증 방법을 세우기 위해 맨발걷기에 관한 인식과 경험을 조사하는 설문지를 개발한다. 이 설문지에는 맨발걷기를 실천하기 전후의 건강 상태, 빈도와 지속 기간, 시작하게 된 동기, 경험한 신체적·정신적 변화, 질병 회복 과정에서 역할 등에 관한 질문이 포함되어야 한다.

심층 인터뷰는 설문조사 결과를 바탕으로 선정된 참가자들과 일대일 면담으로 진행한다. 인터뷰는 참가자들의 맨발걷기 경험, 건강에 미친 영향, 질병 회복 과정에서 변화 등 좀 더 구체적이고 개인적인 경험을 탐색하는 데 중점을 둔다. 수집된 데이터는 정성적 분석 방법으로 처리한다. 인터뷰 내용과 설문 응답은 주제별로 분류해 패턴과 경향성을 식별한다. 이 과정에서 맨발걷기가 건강 증진과 질병 회복에 미치는 구체적 영향을 확인할 수 있다.

분석 결과는 맨발걷기의 잠재적인 건강상 이점과 질병 회복 과정에서 역할을 명확히 드러낸다. 이러한 결과는 학술지, 콘퍼런스, 워크숍 그리고 일반 대중을 대상으로 한 교육 자료 등으로 널리 공유될 수 있으며, 맨발걷기를 실천하는 사람들뿐만 아니라 건강 전문가, 정책 결정자 그리고 일반 대중에게 유익한 정보를 제공해 맨발걷기 실천을 장려하는 데 이바지한다.

예를 들어, 워킹 인터뷰는 자연환경에서 참가자들과 함께 걸으며 역동적인 대화를 가능하게 하는 참여적 연구 도구로 주목받고 있다. 이 방법은 연구자와 참가자가 함께 걸으며, 참가자의 경험과 관점에 대한 자세한 통찰력을 얻을 수 있는 동적인 대화를 허용한다. 내가 찾은 출처에서 맨발걷기에 직접 적용된 사례는 아니지만, 이 방법은 건강상 이점과 회복 과정에 대한 개인의 미묘한 경험을 이해하는 데 효과적으로 활용될 수 있다.

맨발 생활을 하기 위한 공동체 활동은 발바닥 근막염 같은 조건의 개선, 일반적인 발 건강에 대한 맨발 활동의 건강상 이점을 지지하는 다수의 기사와 자료도 제공한다. 이 자료들은 맨발 활동의 이점을 지지하는 증거가 됨은 물론 맨발걷기에 대한 관심이 증가하고 있음을 나타낸다.[6]

질적 연구는 인터뷰, 포커스 그룹 또는 워킹 인터뷰와 같은 혁신적 방법으로 맨발걷기의 건강상 이점과 관련한 주관적 측면을 탐색할 수 있는 가치 있는 통찰력을 제공한다. 이러한 접근 방식

6 https://www.barefooters.org/medical-research

은 인간 경험의 복잡성을 포착할 수 있어 양적 방법만으로는 해결할 수 없는 광범위한 정보를 제공할 수 있다.

맨발걷기의 건강상 이점에 관심이 있는 누구에게라도 이러한 예시들은 질적 방법을 사용해 풍부하고 자세한 통찰력을 얻을 수 있는 잠재력을 강조한다. 연구자들은 인터뷰, 포커스 그룹 또는 워킹 인터뷰에서 건강과 회복 과정에 대한 맨발걷기의 개인적 · 상황적 요인을 포괄적으로 이해할 수 있다.

과학적 의학의 한계 극복

경제적 효율성과 접근성

맨발걷기는 경제적 효율성 면에서 과학적 의학의 한계를 넘어설 수 있다. 이 활동은 거의 비용이 들지 않으며, 특별한 장비나 멤버십, 여행 비용 없이 누구나 쉽게 접근할 수 있다. 이는 특히 경제적으로 제약이 있는 개인이나 커뮤니티에서 중요한 요소다. 또한 맨발걷기는 장기적으로 의료비용을 절감할 가능성을 제공한다. 규칙적인 신체활동은 만성질환의 위험을 줄이고, 전반적인 건강을 개선함으로써 장기적으로 병원비, 약값, 다른 의료 관련 비용을 줄일 수 있다.

맨발걷기는 어디에서나 실천할 수 있는 저비용 운동 방법으로 특별한 장소나 시설이 필요하지 않으며, 도시뿐만 아니라 농촌 지역에서도 쉽게 할 수 있다. 또한 특별한 훈련이나 지도가 필요 없는 단순하고 자연스러운 활동으로 건강관리에 드는 시간과 비용을 절약할 수 있으며, 누구나 쉽게 시작할 수 있다.

이처럼 맨발걷기는 경제적 효율성이 뛰어난 건강 증진 수단으로, 과학적 의학이 제공할 수 없는 접근성과 비용 측면에서 장점이 있다. 이러한 측면들은 맨발걷기를 지속가능하고 포괄적인 건강관리 방법으로 만들어주며, 경제적 배경이 다양한 사람들에게 유용한 선택지를 제공한다.

아프리카와 남아시아의 일부 커뮤니티에서는 여전히 맨발 또는 최소한의 보호 기능만 하는 슬리퍼 같은 신발을 신고 활동하는데, 이들은 맨발로 일상생활을 영위하면서도 건강하게 지낸다. 이러한 커뮤니티의 사람들은 발과 관련된 질환 발생률이 상대적으로 낮으며, 균형과 자세가 더 우수하다는 보고가 있다.

서구 국가에서도 맨발걷기 운동이 점차 인기를 끌면서 이에 관한 과학적 연구가 늘고 있다. 이러한 연구들은 맨발걷기가 실제로 건강을 개선하고 의료 비용을 절감할 가능성을 제시하고 있다.

건강관리의 민주화

나는 집 가까이에 대학병원이 있어 어머니를 모시고 또는 내 병 때문에 자주 가는 편이다. 보통 예약은 한두 달 전에 하고 지병이 있는 어머니는 거의 한 달에 한 번꼴로 가서 진찰을 받는다. 그렇게 예약하고 가봐야 의사와 병에 대해 상담하는 시간은 겨우 2~3분 정도다. 그러니 진찰하고 나올 때마다 '허망하다'는 느낌이 든다.

이러한 3분 진료는 대형 병원뿐만 아니라 중소 병원에서도 흔히 목격되는 현상으로, 현대 의료 시스템의 근본적 문제점을 드러낸다. 이는 환자와 의사 사이에 상호작용이 부족해 의사의 환자 질병 이해도가 낮아지고, 개인 맞춤형 치료가 어려워져 결국 의료 서비스의 질적 저하를 초래한다.

이러한 배경에서 건강관리 민주화의 필요성이 대두되는데, 이는 환자의 참여를 확대하고 의료 결정 과정에서 환자 목소리를 높이는 것을 목표로 한다. 3분 진료의 주요 폐단 중 하나는 의사와 환자 사이에 의사소통이 제한적이라는 점이다. 의사는 짧은 시간 환자를 진료함으로써 환자 상태를 제대로 파악하거나 환자의 질문에 충분히 답변할 수 없다. 이에 따라 환자는 자신의 건강 상태나 치료 방법을 충분히 이해하지 못하며, 의료 서비스에 대한 만족도가 낮아지고 의료 이용에 불신이 증가한다.

3분 진료는 또한 환자 개인의 요구와 상황을 충분히 고려하지 못하는 '획일화된 치료'로 이어질 수 있다. 개별 환자의 건강 상태, 생활 습관, 사회경제적 배경 등이 치료 과정에 적절히 반영되지 않으면 비효율적인 치료 결과를 낳을 수 있으며, 때로는 환자의 건강 상태를 더 악화시킬 수도 있다.

이러한 문제를 해결하려면 건강관리 민주화가 필수적이다. 건강관리 민주화는 환자의 의료 과정 참여를 강화하고 의료 결정 과정에서 환자의 의견을 중시한다. 이로써 환자는 자기 건강관리에 더 큰 책임감을 느끼고, 개별 환자의 요구와 상황에 맞는 맞춤형 치료를 받게 된다. 또한 의료 서비스 제공자에게는 환자와 의사소통을 강화하고, 환자 중심의 의료 서비스를 제공하도록 독려한다.

건강관리 민주화를 실현하려면 여러 방면에서 노력해야 한다. 의료 교육 과정에서 의사소통 기술과 환자 중심 치료 방법을 강조하고, 의료 시스템 내에서 환자의 목소리를 반영할 수 있는 정책과 절차를 마련해야 한다. 환자도 의료 서비스 이용자로서 자신의 건강 상태와 치료 옵션에 대해 더 적극적으로 정보를 탐색하고, 의료 결정 과정에 참여할 준비가 되어 있어야 한다.

결론적으로, 건강관리 민주화는 의료 시스템 내에서 환자 역할을 재정의하고, 환자 중심의 의료 서비스를 제공함으로써 3분 진료와 같은 문제를 해결하며, 의료 서비스의 질을 향상하는 핵심적 방법이다.

맨발걷기는 건강관리 민주화 측면에서 획일적 치료에 따른 의학의 한계를 넘어서는 수단으로 볼 수 있다. 이 활동은 특별한 경제적 자원이나 지식이 있어야 하는 것은 아니며, 다양한 사회적 · 경제적 배경이 있는 사람들이 쉽게 참여할 수 있는 접근성을 제공한다. 이러한 접근성은 더 많은 사람에게 건강관리를 가능하도록 만든다.

사람들은 맨발걷기로 자기 몸과 건강에 대해 더 많은 통제권을 가지게 됨으로써 전통적 의료 시스템에서 환자가 종종 겪는 수동적 역할에서 벗어나 건강과 웰빙에 대한 책임을 스스로 지게 된다. 맨발걷기는 개인의 건강에 대한 인식과 이해를 증진해서 자기관리 능력을 향상하는 데도 도움이 된다. 예방적 건강관리 역할로 건강 문제가 생기기 전에 건강을 적극적으로 관리하는 방법을 제공할 뿐 아니라 장기적인 건강관리 전략의 일부가 될 수 있다.

이렇게 맨발걷기는 더 많은 사람이 건강관리에 접근할 수 있게 해주며, 개인의 책임과 자율성을 강화하고 건강에 대한 인식을 높이며 예방적 접근을 제공함으로써 획일적 치료 의학의 전통적인 한계를 넘어서게 해준다.

사회적 포용성

맨발걷기는 단순한 건강 증진 활동을 넘어 깊은 사회적 의미를 내포하고 있다. 신발이 사회적 신분을 나타낸 대표 사례 중 하나가 중세 유럽에서 많이 착용한 '폴렌poulaine'이다. 이 시기에는 신발의 길이와 형태가 착용자의 사회적 지위와 직접 연결되었다. 특히 귀족과 왕실의 구성원들은 매우 길고 뾰족한 코가 특징인 폴렌을 착용했다.

이 신발은 실용적 목적보다는 순전히 신분과 부를 과시하는 용도로 사용되었으며, 신발의 코 길이가 길수록 더 높은 신분을 상징했다. 이는 당시 사회에서 신발이 단순한 의류 아이템을 넘어 신분과 권력의 상징으로 기능했음을 보여주는 명확한 예시로, 신발의 사회적 신분 표시 기능은 여전히 중요하게 여겨진다.

그런데 21세기 들어 한국에서 신발을 벗고 자연을 걷는 것이 유행하기 시작했다. 이는 고대부터 신분의 상징이었던 신발을 벗어 던지고 자연과 더 가까워지며 겸손해지는 행위로 해석할 수 있다. 이러한 겸손함은 사회적·경제적·문화적 배경이 다양한 사람들 사이의 장벽을 허물고, 공통된 지점에서 만나게 하는 힘이 있다. 이 밖에 맨발걷기는 다음과 같은 효과가 있다.

첫째, 맨발걷기는 지역, 나이, 정치적 신념 등을 초월해 누구나 참여할 수 있는 보편적 활동으로, 그 접근성을 바탕으로 사회적 포용성을 강화하는 중요한 수단이 될 수 있다. 맨발걷기의 이러한 특성은 과학적 의학이 해결할 수 없는 사회적 단절과 격차 문제에 대한 해답을 제시한다. 과학적 의학이 주로 개인의 신체 건강에 초점을 맞춘다면, 맨발걷기는 신체 건강뿐만 아니라 정신적·사회적 건강을 모두 포괄하는 건강 개념을 추구한다.

둘째, 맨발걷기는 개인이 자연과 연결되어 정신적 안정을 찾고 사회 구성원으로서 소속감과 공동체 의식을 강화하는 기회를 제공한다. 맨발걷기가 모든 연령층과 다양한 사회적 배경을 지닌 사람들에게 열려 있는 활동이기 때문이다. 이로써 특정 연령대나 신체 능력을 갖춘 사람들에게만 제한되지 않고 다양한 사람에게 참여 기회를 제공한다. 이러한 접근성은 사회적 포용성을 높이는 데 이바지한다.

셋째, 맨발걷기는 문화적 배경이 다양한 사람들에게도 호소력이 있다. 전 세계 많은 문화권에서 맨발로 걷는 것은 전통적 활동으로 다양한 문화적 가치와 연결될 수 있다. 이러한 보편적 활동은 문화적 배경이 다양한 사람들 사이의 공감대를 형성하는 데 도움이 될 수 있다.

넷째, 맨발걷기는 사회적 상호작용과 커뮤니티 구축을 촉진할 수 있다. 공공장소나 자연환경에서 맨발로 걷는 것은 사람들이 서로 만나고 교류할 기회를 제공한다. 전 세계 어느 곳에서나 비용을 들이지 않고 시작할 수 있는 활동으로, 경제적 장벽 없이 건강한 생활방식을 실천할 기회를 모두에게 제공한다. 이는 특히 경제적으로 취약한 계층에게 중요한 의미가 있으며, 모든 사람이 건강한 생활방식을 채택할 권리를 강조한다. 또 사회적 유대감을 강화하고 커뮤니티 내의 소속감을 높이는 데 이바지할 수 있다.

다섯째, 맨발걷기는 과학적 의학의 한계를 넘어서는 예방적 접근 방식으로 건강한 생활 습관을 촉진하는 데 중요한 역할을 한다. 신체활동을 늘리는 간단하고 효과적인 방법으로 일상생활에 쉽게 통합할 수 있다. 규칙적인 신체활동은 심혈관 건강, 체중 관리, 신체적 피트니스 향상 등에 도움이 된다. 정신건강에 긍정적 영향을 미치며, 스트레스 감소와 정서적 안정에 이바지한다.

여섯째, 맨발걷기는 자기 인식을 향상하고 건강한 식습관과 같은 다른 건강한 생활 습관을 실천하는 데 도움이 된다. 또 사회적 연결을 촉진하고 사회적 지지망을 강화하는 데 이바지할 수 있다. 맨발걷기를 통한 건강한 생활 습관 촉진은 신체적·정신적 건강을 모두 증진하며, 건강한 생활 습관 형성에 도움을 준다. 또한 전체적인 웰빙을 향상하고, 장기적인 건강관리 전략의 중요한 부분이 될 수 있다.

3장

바른 맨발걷기 자세

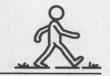

맨발로 걷는 방법은 더 의식적이고 조심스러운 걸음걸이를 요구한다. 일반적으로 발의 앞부분 또는 중간 부분으로 살짝 착지하면서 걷는다. 이는 더 많은 근육을 사용하게 하고 발의 움직임을 극대화한다.

맨발로 걷는 데 적응하기

맨발걷기는 다른 운동 프로그램과 마찬가지로 운동을 지속하면 건강하고 강한 신체를 더 빨리 발달시킬 수 있다. 발바닥 피부는 지면과 접촉하며 마찰함에 따라 시간이 지나면서 두꺼워질 수 있다. 기타 연주 경험이 있는 사람이라면 손가락에 굳은살이 생기기 시작하는 데 일주일 정도 걸린다는 사실을 알 것이다.

맨발걷기의 경우 굳은살이 생기기까지 걸리는 시간은 상황에 따라 다르지만, 약 한 달이면 발에 굳은살이 생기고 거친 표면에 대한 민감성이 줄어든다. 이로써 뜨겁거나 차가운 표면 위를 좀 더 잘 걸을 수 있다.

맨발걷기의 또 다른 중요한 부분은 신발로 약해진 발 근육을 발달시키는 것이다. 맨발걷기를 시작할 때 강한 발 근육이 필수적이지는 않지만 자주 실천할 계획이라면 발가락을 잘 조절할 수 있도록 근육을 발달시켜야 한다.

그리고 신발이 제공하는 쿠션이 없으므로 발의 아치는 탄력성을 늘려야 한다. 아치는 몸의 무게가 발바닥에 가해질 때 스프링 역할을 해서 충격을 완화한다. 안전한 환경에서 맨발걷기를 하루에 자신이 견딜 수 있는 정도로 연습하면 한 달 동안 발가락과 아치가 점차 힘을 얻을 수 있다.

하지만 갑작스럽게 먼 거리를 걷거나 맨발로 더 많은 신체활동을 하는 것은 주의해야 한다. 자신의 한계를 인식하고 작은 나뭇가지나 자갈 위를 걸을 때 발이 아프지 않도록 해야 한다. 발이 아프다면 근육과 굳은살이 충분히 발달하지 않았다는 뜻이다. 시작할 때는 천천히 진행하는 것이 중요하다. 며칠이 지나면 맨발로 얼마나 오랫동안 걸을지 판단할 수 있게 된다.

익숙하지 않은 사람은 집에서 맨발걷기를 시작하는 것이 좋다. 집 안에서는 시간에 구애 없이 맨발로 생활하는 게 익숙하기 때문이다. 특히 발가락이 자주 뭉치거나 근육이 약한 경우 집 안에서 걷는 것이 좋다. 그 후에는 며칠 동안은 잔디, 부드러운 흙이 있는 곳을 걸으면서 발바닥에 새로운 압력과 마찰이 가해지는 것에 익숙해진다. 발의 상태가 좋다면 며칠간 최대 30분 동안 걸어보고 회복할 시간이 필요하거나 물집이 생길 때는 발을 쉬게 해준다.

그 후에는 야외에서 걷는 시간을 조절해야 한다. 맨발걷기를 하고 싶지만 주목받고 싶지 않은 사람들에게는 비바미 신발과 같은 최소주의 신발을 추천한다. 이 신발은 맨발걷기와 유사한 느낌을 제공하면서도 가시나 오물로부터 발을 보호해준다.

맨발로 걷기와
신발 신고 걷기의 다른 점

　맨발로 걷는 것과 신발을 신고 걷는 것은 발의 착지 방식과 충격 흡수 방법에서 중요한 차이를 보이며, 이는 걷는 방법에도 영향을 미친다. 맨발로 걸을 때, 사람들은 대개 발의 중간 부분이나 앞부분을 먼저 땅에 닿게 한다. 그 후 발뒤꿈치가 닿는다. 이 방식은 충격을 더 효과적으로 분산하고 발과 다리 근육을 자연스럽게 사용하게 한다.

　반면 신발을 신고 걸을 때, 특히 뒤꿈치가 높은 신발일 경우 발뒤꿈치가 먼저 땅에 닿는 경향이 있다. 이는 충격이 발뒤꿈치와 무릎에 집중되게 하고, 발의 자연스러운 움직임을 제한할 수 있다. 맨발걷기에서는 발의 자연스러운 구조가 충격을 흡수한다. 발가락, 발바닥, 발목의 움직임이 충격 분산에서 중요한 역할을 한다.

하지만 오랫동안 뒷굽 있는 신발을 신고 다닌 현대인은 약간의 적응 연습이 필요하며, 맨발로 걷는 방법은 더 의식적이고 조심스러운 걸음걸이를 요구한다. 일반적으로 발의 앞부분 또는 중간 부분으로 살짝 착지하면서 걷는다. 이는 더 많은 근육을 사용하게 하고 발의 움직임을 극대화한다.

신발을 신고 걸을 때는 보폭이 더 넓고 빠른 걸음걸이가 되지만, 충격이 무릎과 허리에 더 많이 전달될 수 있다. 또 신발 신고 걷기는 신발의 쿠션 또는 깔창이 충격을 대부분 흡수한다. 스포츠 의학에서 연구한 결과에 따르면, 뒤꿈치의 두툼한 쿠션으로 몸이 받는 충격의 대물림 효과가 더 커지기도 한다. 게다가 신발을 신는 것이 발과 다리 근육의 자연스러운 사용을 제한할 수 있다.

따라서 맨발로 걷기와 신발 신고 걷기는 각각의 방식에 맞게 다르게 걷는 것이 중요하다. 맨발로 걸을 때는 발의 자연스러운 구조와 기능을 활용하는 반면, 신발을 신고 걸을 때는 신발의 구조와 기능을 고려해야 한다.

신발을 신고 걸을 때와 맨발로 걸을 때의 차이점을 다음과 같이 정리하였다. 이는 신체적·생리적·심리적 영향을 포함하며 개인의 건강, 운동 능력 그리고 일상생활에 영향을 줄 수 있다.

발의 자연스러운 움직임 ——

맨발로 걷는 것은 발의 자연스러운 움직임, 즉 원시시대부터 현대까지 발의 발생 원리 그대로 걷는 것을 뜻한다. 이는 발가락이 땅을 잡고 발의 아치가 적절하게 움직이며 충격을 발가락, 발바닥, 발목 그리고 무릎으로 이어지는 하체 구조를 이용해 최적의 상태로 분산한다. 반면에 굽이 있는 신발은 발의 자연스러운 움직임을 제한하고 발의 구조와 기능에 영향을 준다.

충격 흡수 ——

맨발로 걷기는 발의 자연스러운 충격 흡수 기능을 활용한다. 특히 발의 아치는 충격을 분산하는 역할을 하며 무릎, 엉덩관절, 척추에 가해지는 부담을 줄이도록 진화했다. 반면에 굽이 있는 신발은 충격 흡수 기능을 신발에 의존하는데, 이는 때때로 자연스럽지 않은 자세로 이어져 근육과 관절에 부담을 준다.

균형과 자세 ——

맨발로 걷기는 발과 몸의 균형 감각을 향상할 수 있으며, 이로써 더 좋은 자세와 움직임의 효율성을 증가시킨다. 굽이 있는 신발은 발의 위치를 변경시킴으로써 몸의 중심을 이동시켜 균형을 유지하기 어렵게 만들며 자세에 부정적 영향을 주지만, 신발을 벗음으로써 몸은 지구의 중력과 자연스럽게 수직을 이루면서 바른 자세와 균형을 찾게 된다.

환경적 적응성 ——

맨발로 걷기는 다양한 지형과 표면에 대한 발의 적응성을 높이는데, 이는 발의 감각 수용체를 활성화해 더 나은 지면 인식과 반응 능력을 갖춰준다. 발바닥은 인체 면적의 5%에 불과하지만, 전체 신경의 약 20%가 여기에 있을 만큼 예민한 부분이다. 신발을 신는 것은 일정한 지지력과 보호를 제공하지만, 때로는 지면과 직접적 접촉을 방해해 약 20%에 해당하는 신경 감각을 무디게 만든다.

해변이나 진흙길 같은
부드러운 곳 걷기

해변이나 진흙길 같은 부드러운 지면에서는 맨발로 너무 오래 걷지 않는 것이 좋다. 무릎이나 관절에 문제가 있을 때는 단단한 지면에서 걷는 것이 좋지만 아스팔트나 보도 같은 너무 딱딱한 지면은 문제가 될 수 있으며, 자연 그대로의 흙길이 더 안정적인 걸음걸이에 근육 사용을 촉진한다. 모래나 진흙 같은 부드러운 지면에서 오래 걷는 것이 무릎이나 발목 관절에 좋지 않은 이유와 그 대책은 다음과 같다.

불안정한 지면으로 추가 스트레스 부드러운 지면은 단단한 지면에 비해 불규칙하고 지지력이 낮아서 걸음걸이를 유지하려면 발과 발목, 무릎 관절에 더 많은 힘이 필요해 관절과 근육에 추가 부담을 주게 된다. 또 불안정한 지면은 발의 정상적인 위치와 움직임을 방해하는데, 발바닥이 완전히 평평하게 지면에 닿지 않아 발과 발목, 무릎에 비정상적인 압력을 가한다.

과도한 관절과 근육 사용 부드러운 지면에서는 발목과 무릎을 안정시키려고 주변 근육을 더 많이 사용해야 하는데, 이는 근육 피로와 관절 스트레스 증가로 이어질 수 있다. 또 관절이 더 많이 움직이고 조정해야 하므로 관절에 과부하를 주어 통증이나 손상을 일으킬 수 있다.

부상 위험 증가 불안정한 지면에서는 발목이 쉽게 비틀릴 수 있으며, 이로써 염좌나 기타 부상으로 이어질 수 있다. 즉 발목이 삔다. 이렇게 근육, 인대, 힘줄이 과도하게 스트레칭되거나 긴장되면 연부 조직 손상을 일으키기도 한다.

빠른 체력 소모 부드러운 지면에서 걸을 때 지면의 반발력이 거의 없어 운동 에너지의 효율성이 낮아 같은 거리를 이동해도 더 많은 에너지를 소비해야 하므로 피로도를 빠르게 증가시킨다.

대책과 조치 걷기 전에 준비 운동을 충분히 해서 근육과 관절을 부드럽게 풀어주고 단단한 지면에서 시작해 점차 부드러운 지면에서 활동하는 양을 늘려나가는 것이 좋다. 부드러운 지면에서 걷다가 무릎이나 발목에 불편함이 느껴지면 바로 활동을 중단하고 휴식을 충분히 취해야 한다.

운동이 끝난 뒤에는 뜨겁거나 미지근한 물보다 차가운 물로 발과 관절 부분을 식혀주는 것이 좋다. 부드러운 지면에서 활동할 때는 적절한 조건에서 준비를 잘해야 건강에 이로우며, 특히 하체 근육 강화와 균형 능력 향상에 도움을 줄 수 있지만 과도한 활동은 부상 위험을 증가시킬 수 있으므로 주의가 필요하다.

명상하며 걷기

명상하면서 걷기는 '건강을 위한 맨발걷기'와 걷는 자세와 마음 자세가 다르다. 건강을 위해, 맨발을 즐기기 위해 걸을 때는 두 눈을 부릅뜨고 땅을 보면서 걷는다. 그런데 명상하면서 걸을 때는 땅과 내 맨발의 접촉을 온전히 즐기면서 땅보다는 하늘을 볼 때가 더 많다. 그러려면 먼저 나무 잔가지나 돌이 없어 다칠 염려가 없는 장소를 선택해야 한다.

나는 한강과 중랑천이 합쳐지는 두물머리에 자주 간다. 사람들이 걷거나 자전거를 타고 많이 다니는 넓은 곳이기는 하지만, 그들이 나를 방해하지 않고, 찻길에서 멀어 시끄럽지도 않다. 도시 한복판의 잔디밭에서는 맨발로 30~40분을 어슬렁어슬렁 걸으며 쓰고 있는 책이나 사업의 구상을 하곤 한다.

그곳까지는 자전거를 타고 가다 중간에 편의점에서 인스턴트

커피를 하나 산다. 잔디를 거닐다 목마르거나 심심하면 한 모금씩 마시려고 준비하는 것이다. 그곳에 도착하면 신발과 양말을 벗고 주변을 살핀다. 더럽거나 위험한 물건이 있는지 살피면서 공원 한가운데로 간다. 자전거를 타면서 가빠진 호흡을 천천히 고르며 주변을 살피고, 소리와 색, 냄새를 느껴보려고 숨을 크게 들이쉰다. 팔과 다리를 흔들면서 온몸의 긴장을 풀고 발바닥 신경으로 지구를 느끼려고 집중한다.

세상살이가 아무리 바빠도 이 순간은 바쁘지 않으려고 한다. 될 수 있는 한 발바닥에 집중하고 평소 스마트폰을 보느라 또는 큰 빌딩에 가려 멀리 보지 못한 시야를 넓히려고 한강 건너편, 흘러가는 한강의 끝, 흘러오는 한강의 끝을 본다. 그렇게 맨발로 공원을 오가다 보면 책에 쓸 좋은 내용이 떠오르기도 한다.

틱낫한 스님이 쓴 『걷기 명상』은 마음의 평화와 몸의 조화를 추구하는 방법으로, 각 걸음에 의식을 집중하고 현재 순간에 충실하며 호흡과 걸음걸이를 일치시키는 데 초점을 맞춘다. 맨발걷기는 이러한 명상과 자연스럽게 연결될 수 있다. 맨발로 걸으면 신체 감각을 강화하고 땅의 질감과 온도를 직접 느끼게 해준다. 이로써 '현재에 집중하기'를 촉진하고, 몸과 마음의 연결을 강화하며, 각 걸음에 대한 인식이 높아진다.

이런 연습은 틱낫한 스님의 걷기 명상 원칙과 잘 어울린다. 맨발로 걸으면 자연과 연결이 강화되고, 몸과 마음이 하나 되는 경험을 할 수 있다. 이는 '현재에 살아 있음'을 실현하는 데 도움이 된다.

맨발걷기는 자연에 대한 존중과 감사의 태도를 불러일으킨다. 이는 틱낫한 스님의 가르침에서 중요한 자비와 연민의 정신과 일치한다. 우리가 자연과 더 깊이 연결되어 있음을 상기시키는 것은 명상적 실천에서 중요한 요소다. 그래서 혼자 걸을 때는 걷기에만 집중하려고 한다. 때로는 떠오르는 아이디어, 잡념을 멈추려고 한다.

온전히 한 걸음 한 걸음 발바닥에서 올라오는 느낌에 집중하고, 걸음마다 내가 이 순간 이 자리에 온전히 행복하게 있을 수 있음

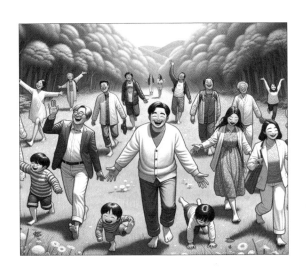

을 안도한다. 이제까지 살아온 게 기적이니 이 기적을 소중히 간직하며 나머지를 불행하지 않게 살아가기를 기원한다. 이 순간이 낙원이다. 그렇게 한 시간쯤 걷다 보면 마음이 편해지고, 왠지 더 건강해진 기분이 든다.

맨발 명상이라는 게 별거 아니다. 두 발바닥으로 내가 살아 있음에, 내 발이 나를 즐기게 할 정도로 건강함에 감사하며 걷는 것이다. 신발을 신고는 아무리 오래 걷거나 뛰어도 알아채지 못할 자연과의 교감을 즐기는 것이다. 그러다 보면 머릿속이 상쾌해짐을 느낄 때가 많다.

맨발걷기 단계별 적응하기

맨발걷기를 처음 시작하는 사람은 과정을 여러 단계로 나누어 점진적으로 적응하는 것이 좋다. 그래서 단계별 준비 사항을 적어 보았다. 이 중에서 가장 먼저 할 것은 우선 시작하고 보는 것이다.

1. 준비 단계 ——

맨발걷기의 이점, 주의해야 할 점 등에 대한 정보를 수집한다. 왜 맨발걷기를 해야 하는지 동기 부여를 강하게 하고 실천에 필요한 지식 기반을 마련하면 너무 부족하게 하거나 지나치게 하는 것을 방지하는 데 도움이 된다. 그리고 자신의 건강 상태를 점검해야 한다. 맨발걷기를 시작하기 전에 발의 건강 상태를 살펴보고, 필요하면 전문가의 상담을 받아 발 문제(평발, 높은 아치 등)가 맨발걷기에 영향을 미치지 않는지 확인한다.

2. 초기 적응 단계 ──

집 안이나 잔디밭과 같은 부드러운 표면에서 맨발걷기를 시작하며 발바닥 피부와 근육이 자극에 적응하는 시간을 준다. 태어나면서부터 신발에 익숙해 약해진 발의 신경을 다독거리며 걷자고 설득하는 과정이다. 처음에는 짧은 거리(5~10분)로 시작해 점차 거리를 늘려가며 너무 멀리 가거나 오래 걸어서 갑작스러운 과부하가 걸리는 것을 피한다.

3. 점진적 적응 단계 ──

적응이 진행됨에 따라 다양한 표면(모래, 자갈, 도시의 인도)에서 맨발걷기를 시도해 발바닥의 감각을 향상하고 다양한 환경에 적응하는 능력을 키운다. 발바닥에 물집이나 상처가 생기지 않는지 주의 깊게 관찰하고, 상처가 생긴다면 적절히 치료하며, 걷는 거리나 시간, 땅의 재질을 살펴보고 걷는 방법을 조정한다.

4. 적응 완료와 유지 단계 ──

맨발걷기에 완전히 적응하면 더 긴 거리와 더욱 다양한 표면에서도 편안하게 걸을 수 있어 발의 근육과 인대가 강화되고 발바닥 피부도 잘 적응한다. 그렇다고 발의 피부가 굳거나 딱딱해지지 않으며 오히려 더 부드러워진다. 맨발걷기의 이점을 유지하려면 지속적인 실천이 필요하다. 일상에서 맨발걷기를 자연스럽게 통합하고 가능한 한 많은 환경에서 맨발로 활동하는 노력을 아끼지 않아야 한다.

맨발걷기에 적응하는 과정에서 가장 중요한 것은 인내심을 갖고 서두르지 않으며, 각자 개인의 몸이 새로운 환경에 적응하도록 시간을 충분히 주고, 어떠한 불편함이나 통증이 발생하면 즉시 조처하는 것이다. 이러한 점진적 접근 방식으로 하면 맨발걷기의 다양한 이점을 경험하면서도 부상의 위험을 최소화할 수 있다.

4장

맨발걷기와
족부 건강

맨발걷기는 자세 개선에 매우 효과적인 방법으로, 몸의 여러 근육이 자연스럽게 활

성화하고 균형과 조정 능력이 향상된다. 특히 발의 근육과 하체의 주요 근육들이

강화되면서 몸의 전반적인 정렬과 안정성이 개선된다.

족부 의학이란

족부 의학은 인체의 발과 발목 그리고 이와 연결된 구조의 질병, 손상, 기능 이상을 진단하고 치료하는 의학 분야다. 인간의 발은 뼈 26개와 관절 33개 그리고 100여 개의 근육, 인대, 힘줄로 이루어져 있다. 이러한 복잡한 구조는 인체의 무게를 지탱하고, 보행 시 충격을 흡수하며, 몸의 균형을 유지하는 데 중요한 역할을 한다.

족부 의학은 발의 구조적·기능적 문제를 다루며 발과 발목의 질환을 예방하고 치료하는 데 중점을 둔다. 이 분야 전문가들은 무지외반증, 족저근막염 같은 일반적 족부 질환뿐만 아니라 당뇨병이나 류머티즘 질환과 같이 발에 영향을 미치는 전신 질환의 관리에도 참여한다. 족부 의학 전문의들은 발 문제를 진단하고 치료하고자 물리치료, 정형외과적 수술, 교정기·보조기 사용, 약물 치료 등 다양한 방법을 사용한다.

발 건강의 중요성을 교육하고, 적절한 신발 선택과 발 관리 습관 개선으로 발과 발목 문제의 예방을 도모하는 것도 족부 의학의 중요한 역할이다. 족부 의학은 발과 발목의 건강을 최적화해 전반적인 건강과 웰빙을 향상하는 데 이바지한다. 이는 개인의 일상생활뿐만 아니라 스포츠 활동, 기타 신체활동의 효율성과 안전성을 높이는 데도 직접 영향을 미친다.

따라서 발과 발목의 건강은 단순히 족부 의학의 관심사가 아니라 전체적인 건강관리와 밀접한 관련이 있다. 발의 건강은 신체의 기초이며, 이로써 더욱더 활동적이고 건강한 생활이 가능하다는 것을 이 분야는 강조한다.

맨발걷기와 하체 근육 강화

발바닥 근육 활성화

발바닥 근육은 걸을 때나 서 있는 자세에서 균형을 유지하고 충격을 흡수하며 움직임의 효율성을 크게 향상하는 역할을 한다. 이 근육들은 발의 아치를 형성하고 유지하는 데 이바지하며, 다양한 지면의 불규칙성에 적응해 발을 보호하는 중추적 기능을 수행한다. 발바닥 근육의 건강과 기능이 저하되면 전반적인 족부 건강은 물론이고 체중 분배, 자세, 기본적인 신체활동에도 부정적 영향을 미칠 수 있다.

발바닥 근육은 발의 아치를 지지하고 발이 보행 중 받는 충격을 효과적으로 분산하며 무릎, 엉덩관절, 등, 목 같은 상체 부위까지 보호한다. 발은 걸을 때마다 다양한 표면에서 오는 충격을 받는데, 발바닥 근육은 이러한 충격을 흡수하고 완화해 관절과 뼈에 가해지는 부담을 줄인다. 걷거나 뛸 때 이 근육들은 충격을 에너지로 전환해 더 효율적인 움직임을 가능하게 한다.

발의 유연성과 움직임을 조절하는 발바닥 근육은 보행 시 더 넓은 범위에서 발을 사용할 수 있게 함으로써 걸음걸이를 안정적·효율적으로 만든다. 만약 발바닥 근육이 약해지거나 제대로 기능하지 않으면 발의 아치가 무너지면서 평발이 발생할 수 있다. 이로써 발, 다리, 엉덩이, 척추에 불필요한 스트레스를 가해 통증이 발생하며 만성적인 자세 문제가 될 수 있다.

따라서 발바닥 근육 강화는 매우 중요하며 맨발걷기, 적절한 운동, 발 마사지 등으로 이 근육을 활성화하고 강화하는 것이 권장된다. 이러한 활동은 발바닥 근육을 이용해 발의 건강을 유지하고 전반적인 신체 기능을 향상하게 한다.

종아리 근육 강화

맨발걷기는 종아리 근육의 강화에 매우 효과적인 운동 방법이다. 종아리 근육은 인체 움직임에서 중요한 역할을 하며, 특히 보행과 뛰기, 균형 유지 등에 필수적이다. 맨발로 걷는 활동은 종아리 근육에 다양한 자극을 제공해 이 근육들이 더 효과적으로 강화될 수 있다.

종아리 근육은 크게 장딴지 근육과 가자미 근육으로 나뉜다. 이 두 근육은 발의 신장과 굴곡을 돕고 보행 시 충격을 흡수한다. 맨발걷기는 이 근육들이 자연스러운 움직임으로 균등하게 사용되도록 함으로써 종아리 근육의 강도와 유연성을 모두 향상해준다. 특히 맨발로 걸을 때 발은 지면의 감각을 더 직접적으로 느낀다.

이러한 직접적인 지면 감각은 발과 종아리 근육을 더 많이 활성화하며 결과적으로 더 많은 근육 섬유가 사용된다. 이 과정은 종아리 근육을 강화할 뿐만 아니라, 더 나은 근육 응답성과 효율적인 움직임을 촉진한다.

맨발걷기는 또한 발의 자연스러운 아치를 지지하는 근육과 인대를 강화하는 데 도움을 준다. 이는 종아리 근육이 오래 지속되는 활동에서도 더 나은 성능을 발휘할 수 있도록 한다. 게다가 종아리 근육의 강화는 발목과 발의 안정성을 향상하고 운동 중 부상 위험을 줄이는 데 이바지한다. 종아리 근육이 잘 발달하고 강화되면 일상생활에서 보행뿐만 아니라 다른 스포츠 활동에도 긍정적 영향을 미친다. 예를 들어, 달리기, 점프 그리고 다른 동적인 움직임을 더 효과적이고 안전하게 수행할 수 있다.

따라서 맨발걷기는 단순한 운동법을 넘어 종아리 근육의 전반적 기능과 건강을 향상하는 효과적인 방법으로 평가받는다. 맨발 걷기를 정기적으로 실천함으로써 종아리 근육뿐만 아니라 전체적인 하체의 힘과 유연성을 향상할 수 있으며, 건강한 신체활동과 높은 삶의 질 유지에 중요하다.

종아리 근육을 강화하는 것은 족부와 발목을 건강하게 유지하고, 신체의 전반적인 균형과 조화를 이루는 데도 이바지한다. 아울러 맨발걷기를 하면 제2의 심장 역할을 하는 종아리 근육이 강화되어 하체에 있는 혈액을 윗부분에 있는 심장으로 뿜어주는 힘을 강화한다.

대퇴근과 엉덩이 근육의 강화

맨발걷기는 대퇴근과 엉덩이 근육의 강화에 크게 이바지하는 운동법으로, 핵심 근육 그룹에 속하는 이 근육들은 걷기, 뛰기, 점프하기 등과 같은 기본적인 신체활동뿐만 아니라 일상생활에서 자세 유지와 균형에도 중요한 역할을 한다. 맨발로 걷기를 실천함으로써 이 근육들은 자연스럽게 활성화되고 기능이 향상될 수 있다.

대퇴근, 특히 대퇴사두근은 허벅지 전면에 위치해 보행할 때 무릎을 펴는 데 중요한 역할을 한다. 엉덩이 근육 중에서도 대둔근은 보행할 때 엉덩이를 안정시키고, 다리를 뒤로 밀어내는 데 핵심적 소임을 수행한다. 맨발로 걸을 때 이러한 근육들은 더 많은 자극을 받아 근육 강화를 촉진한다.

맨발걷기는 신발을 신고 걷는 것에 비해 적은 지지와 보호를 제공하므로 대퇴근과 엉덩이 근육이 더 큰 노력을 기울이게 함으로써 근육이 더욱 강해지고 반응성이 향상되는 결과를 가져온다. 또한 발과 다리의 자연스러운 움직임을 촉진해 대퇴근과 엉덩이 근육의 올바른 활동을 유도함으로써 더 건강하고 효율적인 보행 패턴을 회복하는 데 이바지한다.

발과 다리의 근육은 맨발로 걸을 때 더 효율적으로 작동하는데, 특히 대퇴근과 엉덩이 근육의 강화를 촉진해 운동 능력과 지구력을 증가시킨다. 맨발걷기에는 몸의 중심부를 포함한 여러 근육 그룹의 조화로운 작동이 필요한데, 이 과정에서 대퇴근과 엉덩이 근육의 강화는 전반적인 균형 감각과 자세를 향상하는 데 중요한 역할을 한다.

이러한 활동은 단순히 근육을 강화하는 것을 넘어 더 건강하고 활동적인 생활방식을 촉진하는 데 이바지한다. 따라서 맨발걷기는 하체 근육의 발달뿐만 아니라 전반적인 신체 건강을 유지하는데 중요한 운동 방법으로 인식해야 한다.

전반적인 자세 개선

맨발걷기는 자세 개선에 매우 효과적인 방법으로, 몸의 여러 근육이 자연스럽게 활성화하고 균형과 조정 능력이 향상된다. 특히 발의 근육과 하체의 주요 근육들이 강화되면서 몸의 전반적인 정렬과 안정성이 개선된다.

다음 그림을 보자. 신발 특히 뒷굽이 높고 발끝이 뾰족한 하이힐을 신었을 때 좀 더 심해지기는 하지만, 현대인이 신는 보통 신발들도 마찬가지로 굽이 높다.

김세연의 『새로 발견된 자연 의학의 이론과 실습 KSS』에 따르면 우리 몸은 구두의 뒤축만큼 몸이 앞으로 기울어져야 하지만 몸을 수직으로 만들려고 부자연스럽게 무릎을 구부리고 몸을 앞으로 기울인다. 나이가 들수록 무릎의 구부러지는 각도가 커지면

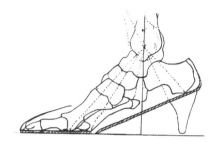

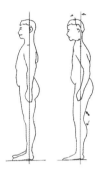
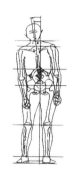

서 걸음걸이의 보폭도 좁아진다. 또 신발의 닳는 속도가 빨라지고 평상시 자세가 옆으로 기울어지기도 한다. 이렇게 신발을 신으면 좌우 또는 앞뒤로 정확한 수직에서 벗어나게 된다.

사람의 몸은 언제나 지구의 중력과 수직이 되게 진화되어왔는데, 그래야 몸의 뼈에 붙어 있는 심장, 허파, 간과 같은 내장도 어느 한곳으로 편중되어 눌리지 않으면서 잘 작동한다. 하지만 앞뒤로 굽이 있는 신발을 신으면서 몸의 수직 균형이 무너져 근골격계는 물론이고 내장까지도 좋지 않은 영향을 받는다. 이때 맨발로 걸으면 이런 부작용이 없어지고, 신을 신으면서 약해졌던 하체 구조가 강해진다. 즉, 맨발 걷기는 인체의 근골격계가 본래 구조대로 기능하게 하면서 다음과 같은 이점이 있다.

발과 발목의 강화　맨발걷기는 발바닥 근육을 포함해 발과 발목 주변의 근육을 활성화한다. 발 근육이 강화될 때 발의 아치를 더 효과적으로 지지하며, 이는 전체 체중 분배에 긍정적 영향을 미친다. 발과 발목의 강화는 보행할 때 더 안정적인 기반을 제공함으로써 전반적인 자세 개선으로 이어진다.

하체 근육의 조화로운 활성화　맨발걷기는 다리 근육을 균등하게 사용하도록 유도한다. 대퇴근과 엉덩이 근육 등이 적절히 활성화되어 근육 간 균형이 잘 맞춰짐으로써 전체적인 자세를 올바르게 유지하게 해준다.

균형 감각의 향상　발바닥에 직접 자극을 받으며 걷는 맨발걷기는 균형을 잡는 데 필요한 감각적 피드백을 증가시킨다. 이러한 감각적 피드백은 몸의 중심을 찾고 유지하는 데 도움을 주며, 균형 감각이 향상될수록 자세도 자연스럽게 개선된다.

자세 교정　맨발로 걷는 활동은 자연스럽게 신체 정렬을 유도하고 비정상적인 자세 습관을 교정하는 데 도움을 준다. 신발이 제공하는 과도한 쿠션과 지지가 없으므로 신체는 더 자연스러운 보행 패턴을 찾아가며, 이로써 허리와 상체 자세에도 긍정적 변화를 가져온다.

통증 감소와 기능 향상 잘못된 자세는 통증과 만성적인 건강 문제를 유발할 수 있다. 맨발걷기는 자세를 개선함으로써 관련된 통증을 줄이고 전반적인 신체 기능을 향상해준다.

정기적인 맨발걷기는 단순히 발과 다리에만 긍정적 영향을 미치는 것이 아니라 전체적인 신체 구조와 자세의 개선을 돕는다. 또한 더욱 효과적인 운동 능력과 증가한 일상적 활동 효율성을 경험할 수 있다. 따라서 맨발걷기는 자세를 개선하고 신체적 웰빙을 촉진하는 중요한 활동으로 간주할 수 있다.

맨발걷기로
발 질환 예방과 치료

　신발은 발을 보호하는 기능을 하지만 잘못된 신발 선택과 지속적인 신발 착용은 발의 자연스러운 구조와 기능을 해쳐 다양한 발 질환을 유발할 수 있다. 무지외반증, 굳은살, 티눈, 몰톤신경종Morton's neuroma, 족저근막염 등은 발에 흔히 발생하는 질환으로, 이들 대부분이 잘못된 신발 착용과 관련이 있다. 맨발걷기는 이러한 질환의 예방과 치료에 도움이 될 수 있는 자연스러운 접근법을 제공한다.

무지외반증 예방과 치료

　무지외반증은 발가락이 바깥쪽으로 휘는 질환으로 좁고 뾰족한 신발 착용이 주요 원인 중 하나다. 맨발걷기는 발가락이 자연스러운 위치에 있도록 하며, 발의 전체 정렬을 개선해 무지외반증의 진행을 늦추거나 예방하는 데 도움을 준다. 이는 발이 자연스럽게 움직이면서 근육과 인대가 균형 있게 사용되도록 하고, 발가락이 정상 위치를 유지하게 하기 때문이다. 볼이 좁거나 불편한 신발을 신을 때 발가락이 제한되고 압박받는 것과 대조적이다.

신발을 벗고 맨발로 생활하면 발의 작은 근육들이 활발하게 움직이면서 발의 전반적인 근육이 강화된다. 이러한 강화된 근육은 발의 구조를 튼튼하게 지지하며 발가락이 비정상적으로 휘는 것을 방지한다. 또한 맨발걷기는 발바닥 전체에 압력을 고르게 분산해서 발 앞부분과 발가락에 과도한 압력이 집중되는 것을 막아 무지외반증의 위험을 줄일 수 있다.

굳은살과 티눈 감소

굳은살과 티눈은 과도한 압력과 마찰로 발생한다. 맨발걷기는 발바닥 전체에 압력을 균등하게 주어 굳은살과 티눈 형성을 감소시키는 효과적인 방법이 될 수 있다. 맨발로 걷게 되면 발 전체가 지면과 접촉하면서 발생하는 압력이 발 전체에 고르게 분산되어 발의 특정 부분에 과도한 압력이 집중되는 것을 막아준다.

신발을 신지 않고 맨발로 걷는 것은 발가락이 자연스러운 위치에서 움직일 수 있게 하며, 발의 본래 형태를 유지하는 데 도움을 준다. 이는 발가락이나 발의 다른 부위가 비정상적으로 굽거나 눌리는 것을 방지한다. 또한 발의 작은 근육들을 활발하게 사용하게 함으로써 발 근육을 강화한다. 강화된 근육은 발을 더 잘 지지하고 발 건강을 유지하는 데 도움을 준다.

하지만 거친 지면이나 오염된 환경에서는 발을 보호하기 위해 적절한 신발을 착용하는 것이 좋다. 이러한 환경에서 맨발로 걷는 것은 발을 다치게 할 수 있으므로 주의가 필요하다. 맨발걷기를 실천하기 전에 개인의 상황과 환경을 고려해 걷는 시간, 속도, 신발 착용 여부를 신중하게 결정하는 것이 중요하다.

족저근막염 예방과 완화

맨발걷기가 족저근막염의 예방과 증상 완화에 유익할 수 있다는 주장은 다양한 이유로 설명할 수 있다. 족저근막염은 발바닥의 근막, 특히 발뒤꿈치 부근에서 발생하는 염증으로, 이 근막은 발의 아치를 지지하는 중요한 역할을 한다. 그런데 발의 과도한 사용이나 부적절한 신발 착용 등으로 근막이 손상되어 통증이 발생하기도 한다.

맨발로 걷는 행위는 발의 자연스러운 형태를 유지하고 강화하는 데 도움을 준다. 발가락이 자연스럽게 펴질 수 있도록 해서 발의 아치를 자연적으로 지지하게 하며, 이는 발의 아치가 적절히 기능해 족저근막에 가해지는 압력을 분산하는 데 이바지한다. 또한 발바닥 근육과 인대를 더 활발히 사용하게 함으로써 근육을 강화하고 유연성을 향상해준다. 이러한 강화된 근육과 유연한 인대는 족저근막에 가해지는 하중을 더 효과적으로 분산해줄 수 있다.

맨발걷기는 건강한 보행 패턴을 촉진한다. 적절한 보행 패턴은 발의 하중을 고르게 분산해 발바닥에 가해지는 스트레스를 줄여줌으로써 족저근막염의 예방과 증상 완화에 도움을 줄 수 있다. 하지만 맨발로 걷는 것이 모든 사람에게 적합한 것은 아니다. 맨발걷기를 시작하기 전에 적응 기간이 필요하며, 점진적으로 시간과 거리를 늘려가는 것이 좋다.

맨발걷기는 발의 자연스러운 형태와 기능을 회복하도록 돕는다. 그 결과 발의 근육과 인대를 강화하고, 아치를 자연스럽게 지지하며, 발과 발목의 전반적인 안정성을 향상해준다. 정기적으로 맨발걷기를 실천함으로써 발의 구조적 문제를 예방하고, 기존에 발생한 질환들을 완화하는 데 큰 도움이 될 수 있다.

족부 의학 관련 의사나 전문가들은 굽이 높은 신발을 권하지 않는다. 그렇다고 굽이 없는 신발을 권하지도 않는다. 여러 가지 이유가 있겠지만, 신발에는 뒷굽이 있어야 한다는 신발에 대한 관성적 습관 때문이다.

하지만 굽이 없는 제로드롭의 맨발신발을 신어도 불편함이 없을 뿐만 아니라 오히려 몸의 수평·수직 유지와 더불어 충격 완화에도 좋을 때가 많다. 이에 대한 연구 결과는 인터넷, 특히 유튜브에 많이 있으니 '맨발신발 또는 barefoot running, barefoot walking'으로 검색해보기 바란다.

5장

환경 운동으로서
맨발걷기

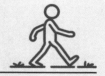

사람들은 맨발로 걸으며 자연을 더 깊이 이해하고 이를 바탕으로 환경보호에 더

적극적으로 참여하게 된다. 이는 환경 의식을 높이는 중요한 과정으로 현대 사회에

서 환경보호의 중요성을 전파하는 데 이바지한다.

환경운동으로서 맨발걷기는 현대 사회에서 자연과 연결을 재구축하려는 중요한 노력으로 볼 수 있다. 현대 생활은 주로 콘크리트와 아스팔트 같은 인공 환경에서 함에 따라 많은 사람이 자연과 접촉을 잃게 된다. 맨발걷기는 이러한 환경에서도 자연과 직접 접촉해 지구와의 연결을 다시 찾으려는 시도이다.

맨발로 걷는 것은 자연에 대한 깊은 인식과 존중을 일깨운다. 맨발로 땅을 밟을 때 우리는 지구의 질감과 온도를 직접 느끼며, 이로써 자연과 깊은 유대감을 형성하는 동시에 환경에 감사하고 환경을 존중하는 마음을 키울 수 있다. 이러한 경험은 환경에 대한 인식을 새롭게 하고, 지속가능한 생활방식의 중요성을 일깨운다. 또한 자연이 제공하는 혜택을 더 가치 있게 여기게 되고 환경보호의 필요성을 실감하게 된다.

이러한 인식 변화는 환경보호 활동에 대한 참여와 지지로 이어질 수 있다. 맨발걷기는 우리가 환경에 미치는 영향을 줄이는 방법으로도 볼 수 있다. 신발의 생산과 폐기 과정은 환경에 부정적 영향을 미친다. 맨발걷기는 이러한 소비와 폐기를 줄이는 생활방식으로, 지속가능한 환경에 이바지할 수 있다.

맨발걷기와 자연의 연결

현대 사회의 발달은 많은 이점을 가져왔지만 자연과의 근본적인 연결을 약화했다. 도시화, 기술의 진보, 산업화는 자연환경과 거리를 넓힌 주요인이다. 이러한 변화 속에서 현대인은 자연과 잃어버린 연결을 다시 찾아야 한다는 사실을 깨닫게 되었고, 맨발걷기는 이런 근본적 경험을 제공한다.

맨발걷기는 풀, 흙, 모래, 물 등 자연의 다양한 요소와 직접 접촉하게 해서 우리가 신발을 신고 걷는 동안 느끼지 못하는 자연의 질감과 온도를 체험하게 해준다. 발바닥으로 느끼는 감각을 통해 자연과 상호작용하게 함으로써 지구와의 물리적 연결을 넘어 감각 차원에서 깊은 인식과 깨달음을 제공한다.

자연과 직접적 접촉은 단순한 신체적 경험을 넘어 정신적·감성적 차원에서도 연결을 강화하고, 자연의 아름다움과 중요성을 인식하게 하며, 내면에 평화와 안정감을 가져다준다. 맨발걷기를 하면 현대 생활에서 잊힌 자연과의 유대를 재발견하게 되어 인간이 생태계 일부로 자연과 조화를 이루며 살아가야 한다는 근본적 이해를 다시금 상기해준다.

전 세계적으로 맨발걷기를 즐기는 사람들은 맨발걷기 모임을 정기적으로 하거나 관련 커뮤니티 활동을 조직함으로써 자연과 깊은 연결을 경험하고 사회적 유대감을 강화하고 있다. 명상과 요가도 자연환경에서 수행할 때 내면의 평화를 찾는 데 더 효과적이며, 맨발로 자연에서 이를 수행하는 사람들은 자연의 소리와 자연이 주는 느낌을 통해 깊은 정신적 평화를 경험한다.

예술가들은 자연과 교감하면서 영감을 얻으며, 맨발로 자연을 거닐며 얻은 감정과 경험을 그림, 시, 음악 등 다양한 창작 활동으로 표현한다. 이런 활동은 자연과 연결을 강화하는 동시에 창작의 원동력이 된다. 자연과 직접 교감하며 느낀 생태적 책임감이 환경보호 활동이나 지속가능한 생활방식으로 이어져 자연과 조화로운 공존을 지향하는 적극적 행동으로 나타난다.

이런 노력은 단순한 신체적 활동을 넘어 정신적·감정적 건강과 균형을 찾는 중요한 과정으로 현대 사회에서 점점 더 중요해지고 있다. 맨발걷기는 자연과의 소중한 연결을 회복해줌으로써 현대 생활에서 느끼는 스트레스와 소외감에서 벗어날 기회를 제공한다.

이렇듯 맨발걷기는 자연과 조화로운 공존을 추구하는 현대인의 중요한 발걸음이 될 수 있다.

환경 의식을 향상하는 맨발걷기

환경 의식을 향상하는 맨발걷기는 단순히 자연을 느끼는 것을 넘어서 환경에 대한 깊은 이해와 연결을 형성하는 과정이다. 자연을 맨발로 걸으면서 환경의 소중함을 체험하고 더 깊이 이해하게 되는 것이다. 사람들은 보통 환경을 개념적으로 인지하지만, 맨발로 자연을 걸으면 온몸으로 환경의 중요성을 깨닫게 된다. 맨발로 느끼는 자연의 질감, 온도, 생명력은 자연과의 직접적 연결을 체험하게 하며, 이런 경험은 환경에 대한 더 깊은 인식과 존중을 가져온다.

현대 사회에서는 아스팔트와 시멘트 같은 인공 물질 때문에 자연과 직접 접촉하는 일이 줄어들었다. 도시화와 산업화가 진행됨에 따라 자연환경으로부터 멀어지고 자연의 소중함을 잊어가는 경향이 있다. 맨발걷기는 이러한 상황에서 자연과 연결을 다시 회복하는 데 중요한 역할을 한다. 맨발로 흙을 밟을 때 우리는 지구와 직접 접촉해 흙의 질감, 온도, 생명력을 느낄 수 있다. 이러한 감각적 체험은 자연과 깊은 유대감을 형성하며 지구가 제공하는 다양한 혜택과 아름다움을 인식하게 한다.

따라서 맨발걷기를 하는 사람들은 자연을 존중하고 자연에 감사하는 마음을 더욱 깊이 가질 수 있다. 이 과정에서 맨발걷기는 단순한 건강 증진 활동이 아니라 환경보호와 지속가능한 생활방식으로 전환하기를 촉진하는 중요한 수단이 된다. 맨발로 자연을 걷는 사람들은 자연을 보호하고 가꾸어야 한다는 책임감을 더욱 절실히 느끼며, 이것이 환경에 대한 적극적인 행동 변화로 이어질 수 있다.

이렇듯 맨발걷기는 현대 사회에서 자연과 연결을 재확인하고 환경보호의 중요성을 일깨우는 데 매우 중요한 역할을 한다. 자연을 맨발로 걷는 것은 자연에 대한 우리의 인식과 태도를 긍정적으로 변화시키는 데 이바지한다.

자연과 이러한 교감은 환경 문제를 더 적극적으로 생각하고 행동하게 하는 계기가 되며, 환경에 대한 새로운 시각을 제공한다. 자연 속에서 맨발로 걷는 것은 자연이 단순한 배경이 아니라 우리가 살아가는 데 필수 생명체임을 깨닫게 해준다. 또 자연을 보호하고 가꾸어야 한다는 책임감을 강화한다.

사람들은 맨발로 걸으며 자연을 더 깊이 이해하고 이를 바탕으로 환경보호에 더 적극적으로 참여하게 된다. 이는 환경 의식을 높이는 중요한 과정으로 현대 사회에서 환경보호의 중요성을 전파하는 데 이바지한다.

지속할 수 있는 생활방식으로서 맨발걷기

맨발로 흙을 밟을 때 지구와 직접 접촉하면서 흙의 질감, 온도, 생명력을 느낄 수 있다. 이런 감각적 체험은 자연과 깊은 유대감을 형성하며, 지구가 제공하는 다양한 혜택과 아름다움을 인식하게 한다. 하지만 때때로 맨발걷기를 하려고 환경을 해치는 상황도 발생한다. 자연 그대로의 길에 황토를 뿌리거나 산을 보호하는 정부의 활동을 비난하는 경우가 이에 해당한다. 또 사람이 많이 다니는 길에 데크길을 만들거나 코코넛 섬유로 된 매트를 깔기도 하는데, 맨발로 걸어야 하니 이 모든 것을 없애 버리고 황토를 깔아야 한다고 주장한다.

이러한 행위는 자연 생태계에 부정적 영향을 미칠 수 있으며, 생태계의 균형을 해칠 위험이 있다. 또 지속할 수 있는 환경보호

원칙에 어긋난다. 맨발걷기와 같은 활동은 자연보호의 원칙을 준수하면서 실시해야 한다. 자연 생태계에 미치는 영향을 최소화하고, 생태계 보호를 최우선으로 고려해야 한다. 산이나 자연보호구역에 대한 정부의 보호 조치를 비난하는 것은 개인의 편의를 우선시하는 태도일 수 있다.

이런 태도는 장기적으로 환경과 생태계의 건강을 위협할 수 있다. 맨발걷기를 포함한 여러 야외 활동은 지속가능하고 생태계 친화적인 방식으로 해야 한다. 예를 들어, 자연 그대로의 길을 활용하거나 환경에 최소한만 영향을 미치는 재료를 사용하는 등의 방법을 고려해야 한다. 이러한 접근 방식은 맨발걷기가 환경을 보호하고 지속가능성의 원칙을 준수하면서도 사람들이 자연과 교감하고 건강을 증진하는 방법으로 지속될 수 있도록 돕는다.

이런 사례들은 맨발걷기와 같은 활동을 즐기면서도 환경보호와 생태계 균형을 고려하는 것이 얼마나 중요한지를 보여준다. 환경과 조화를 추구하는 활동은 자연의 본래 상태를 존중하고 보호하는 방식으로 해야 한다.

6장

고령화 사회에서 건강 증진 수단으로서 맨발걷기

맨발걷기와 같은 비의료적·자연 친화적 건강 증진 방법은 노년층의 건강관리에 중요한 역할을 할 수 있다. 맨발걷기는 비용 효율적이고, 접근성이 좋으며, 부작용 위험도 적은 데다 관절 건강 증진, 스트레스 감소와 같은 여러 이점을 제공한다.

고령화 사회에서 맨발걷기의 잠재적 이점이 무엇인지 탐색하기 전에 현재 노년층이 의존하고 있는 병원 중심 의료체제를 이해하는 것이 중요하다. 이러한 체제는 종종 급성 질환과 만성 질병의 치료에 중점을 두며, 대부분 약물 처방과 수술 같은 치료법을 우선한다. 이는 의료 서비스에 대한 접근성과 품질을 향상하는 데 이바지할 수 있지만, 동시에 비용 증가, 의존도 상승 그리고 개인의 자기 관리 능력 저하 같은 여러 가지 부정적 영향을 초래할 수 있다.

이러한 체제는 특히 노년층에게 복잡한 문제를 안겨준다. 노인들은 대개 다양한 만성질환을 동시에 앓고 있어 정기적으로 여러 전문의를 방문하고 다수의 약물을 복용한다. 이는 약물 간 상호작용, 부작용 그리고 건강관리 전반에 대한 복잡성을 증가시키며, 종종 환자의 삶의 질을 떨어뜨린다. 이러한 체계는 또한 질병의 예방보다는 치료에 초점을 맞춰 노년기의 건강한 생활 습관 형성과 유지에 필요한 지원과 교육을 간과하게 된다.

맨발걷기와 같은 비의료적·자연 친화적 건강 증진 방법은 노년층의 건강관리에 중요한 역할을 할 수 있다. 맨발걷기는 비용 효율적이고, 접근성이 좋으며, 부작용 위험도 적은 데다 관절 건강 증진, 스트레스 감소와 같은 여러 이점을 제공한다. 따라서 병원 중심 의료체제와 동시에 맨발걷기 같은 자연 친화적 방법은 노년층의 건강과 삶의 질 향상에 중요한 전략이 될 수 있다.

노령층의 건강상 이점

신체 건강상 이점

사례 ——

맨발걷기 카페에 들어가면 맨발로 걸으면서 각종 지병이 나았다는 증언이 많다. 그 사례를 모아놓는 '맨발걷기의 치유 효과' 게시판에 올라온 치유 경험자 인터뷰 동영상 가운데 40여 년 동안 만성 위장병으로 고생했던 이승찬 목사가 증언하는 내용이 있다. 그는 맨발로 걷기를 아침저녁으로 40분씩, 하루 80분 동안 하면서 3개월 만에 고질병인 위장병은 물론이고 무릎관절염까지 나았다고 한다. 그는 지금도 열심히 걸으면서 주변 사람들에게 맨발로 걸으라고 권한다고 한다.

고령화가 진행되면서 신체에는 다양한 변화가 나타나는데, 근육량과 근력이 감소하면서 신체활동 능력이 줄어들고, 관절의 유연성이 떨어져 운동 범위가 제한되며, 때로는 통증을 유발할 수 있다. 균형 감각이 약해지면서 낙상 위험이 증가하고 골다공증의 위험도 커지는데, 이는 골절 위험을 증가시키는 요인이 될 수 있다. 신경계의 효율성이 떨어지면 반응 속도가 느려지고 운동 조정 능력이 저하될 수 있으며, 신체활동 감소와 대사율 변화로 체중 관리가 어려워진다.

나이가 들면서 나타나는 이런 신체 변화에 맞서 맨발걷기가 중요한 역할을 할 수 있다. 맨발걷기는 발과 다리의 근육을 강화해 낙상 위험을 줄이고, 균형 능력을 향상하는 데 도움이 되며, 나이가 들수록 약해지기 쉬운 균형 감각이 떨어지지 않도록 하는 데 효과적이다. 또 관절의 유연성을 유지하고 개선하는 데 도움을 주며, 노화로 관절이 뻣뻣해지고 통증이 생기는 것을 완화하는 데 효과적일 수 있다.

혈액 순환을 개선하는 것도 중요한 이점이다. 맨발걷기는 혈액 순환을 촉진해 전반적인 건강을 개선하고 노인에게 자주 발생하는 순환계 문제를 예방하거나 완화하는 데 이바지한다. 자세 개선에도 도움이 되는데, 발바닥의 다양한 부위를 자극하면서 자연스러운 자세를 유지하고 근육의 균형을 맞추는 것은 노인들이 더 활동적이고 독립적인 생활을 유지하는 데 도움을 준다.

이런 이점들은 일상생활에서 삶의 질을 높이고 전반적인 건강과 웰빙을 증진한다. 맨발걷기는 간단하면서도 효과적인 방법으로 노인들의 신체 건강을 증진하는 데 크게 도움이 될 수 있으며, 나이가 들면서 겪는 신체적 변화와 관련한 문제를 완화하는 데 도움을 주고, 노인들이 더 건강하고 활기찬 삶을 누릴 수 있도록 해준다.

정신적 건강 이점

사례 ——

맨발걷기 카페의 맨발걷기 치유 사례 가운데 김**님이 많은 사람 앞에서 증언하는 동영상이 있다. 그는 맨발걷기를 3년 동안 하면서 불면증이 치유되고 숙면을 취하게 되었다고 한다. 그는 어디서든 맨발걷기를 하는데 여행을 가도 꼭 30분에서 1시간은 맨발로 걷는다고 한다. 그렇게 걷다 보면 기분이 너무 좋다는 그는 실제 나이 63세보다 훨씬 젊게 보인다.

맨발걷기는 육체 건강뿐만 아니라 정신 건강에도 좋다는 체험 사례가 많다. 카페에 들어가면 '맨발걷기의 치유 사례 동영상 카테고리 분류'가 꾸준히 업데이트되고 있는데, 2024년 2월 현재

333편까지 정리되어 있다. 이 333개 동영상에는 맨발로 걸으면서 육체적·정신적으로 치유되었다는 체험자의 증언이 풍부하고 실감 나게 담겨 있다.

고령화가 진행되면서 나타나는 정신적 변화는 다양하다. 인지 기능, 특히 기억력과 주의 집중력이 저하될 수 있으며 우울감, 불안 혹은 고독감과 같은 정서적 문제가 증가할 가능성이 있다. 사회적 상호작용의 감소나 건강 문제로 이러한 감정은 더욱 심해질 수 있다. 은퇴, 가족이나 친구의 상실, 이동성 감소 등으로 사회적 고립감을 경험할 수 있으며, 신체적 능력의 변화로 자아 정체성에 변화가 와서 스트레스나 불안을 유발할 수 있다.

맨발걷기는 스트레스를 줄이고 정신적 안정을 가져오는 데 효과적이다. 자연 속에서 맨발로 걸으면 마음을 진정시키고 긴장을 완화하며 전반적인 심리적 웰빙을 가능하게 해준다. 이러한 활동은 노인들이 일상에서 쌓이는 스트레스와 불안에서 벗어날 기회를 제공한다.

또한 맨발걷기는 사회적 상호작용을 증진할 수 있다. 공원이나 산책로에서 맨발로 걷는 활동이 다른 사람들과 교류를 촉진해 고립감을 줄여주고 사회적 연결감을 강화한다. 사회적 상호작용은 노인들의 정신 건강에 매우 중요하며, 우울증과 고독감을 줄이는 데 도움이 된다. 자연과 직접 접촉하면 정신적 안정감과 만족도를 높이는 것으로 알려져 있다.

맨발로 자연을 접하며 느끼는 감각은 노인들에게 새로운 자극을 주고 기분을 긍정적으로 변화시킬 수 있다. 또 인지 기능을 유지하고 기억력을 개선하는 데도 도움이 될 수 있다. 결론적으로, 맨발걷기는 노인들의 정신 건강을 증진하는 간단하면서도 효과적인 방법이다. 스트레스 감소, 사회적 연결감 증진, 자연과 상호작용을 통한 심리적 안정 등은 노인들이 더 건강하고 활기찬 삶을 누리는 데 이바지한다.

노년층의 질병 완화 수단인 맨발걷기

노년이 되면 질병에 대한 민감성과 심각성이 높아진다. 먼저, 질병 민감성은 개인이 특정 질병이나 건강 상태에 얼마나 민감하게 반응하고 취약한지를 나타낸다. 나이가 들면 면역 체계의 효율성이 줄어들 수 있는데, 이는 감염과 같은 질병에 대한 저항력 약화와 합병증 발생 가능성 증가를 의미한다. 고령자들은 관절염, 당뇨병, 고혈압 같은 만성질환에 걸릴 확률이 높은 데다 이러한 질환들이 일상생활에 영향을 미치므로 관리가 필요하다.

신체적 능력의 감소도 주요 문제다. 근력, 균형, 유연성 감소는 낙상 위험을 높여 결국 통증과 신체적 불편함을 일으킨다. 또한 나이가 들면서 인지 기능, 특히 기억력과 판단력에 변화가 생길 수 있으며, 이는 질병 관리와 일상생활에 어려움을 준다.

둘째, 노년기에는 질병의 심각성도 커질 수 있다. 면역 체계가 약해져 감염과 같은 질병에 더 취약해지고 만성질환의 발병률이 높아진다. 이러한 질환들은 일상생활에 큰 영향을 미치므로 적절한 관리가 필요하다. 신체적 능력의 감소는 불편함을 일으킬 수 있으며 인지 기능이 변화해 일상생활과 질병 관리를 어렵게 만들 수 있다.

이러한 질병에 대한 민감성과 심각성을 고려할 때, 맨발걷기 같은 활동은 노인들의 건강관리에 긍정적 영향을 줄 수 있다. 신체적·정신적 건강을 개선할 뿐 아니라 질병에 대한 민감성과 심각성을 감소시키는 데 이바지한다. 또 전반적인 건강 유지, 만성질환 관리, 신체적 능력 유지나 증진은 물론 정신 건강 개선에 도움이 될 수 있다.

건강법에 대한 인식 변화

　사람들은 건강에 대한 여러 가지 요소를 고려해 자신의 건강을 지키는 방법을 만들어내는데, 이를 건강 신념 모형Health Belief Model이라고 한다. 이 모형은 1950년대에 어윈 로젠스톡Irwin M. Rosenstock과 그의 동료들이 개발했으며, 주로 예방적 건강 행동을 설명하는 데 사용된다.

　건강 신념은 사람들이 특정 질병 또는 건강 문제에 얼마나 취약하고 이를 심각하게 여기는지에 대한 인식의 정도로, 사람들은 자신이 약하다고 생각하는 부분에 예방적 행동을 취할 가능성이 커진다. 건강 신념 모형은 다음과 같은 네 가지 요소를 중심으로 설명된다.

위험 인식(Perceived susceptibility) ——

개인이 특정 질병에 걸리거나 건강에 문제가 있을 위험이 있다고 생각하는 정도다. 예를 들어 나는 아주 가끔 술 마시는 자리에서만 독한 담배를 피운다. 그래서 친구들은 나보고 "얻어 피우는 주제에 골라 피운다"라고 핀잔을 주면서 건강을 생각해서 순한 담배를 피우거나 끊으라고 한다. 이처럼 사람들은 누구나 담배가 건강에 매우 나쁘다는 것을 알고 있다.

위험 결과 인식(Perceived severity) ——

개인이 특정 질병이나 건강 문제가 발생하면 그 결과가 심각하다고 생각하는 정도다. 흡연이 폐암의 가장 큰 원인인 것을 나도 알고 다른 사람들도 안다. 그래도 나는 가끔 피우니까 하고 그 위험을 낮게 평가하지만, 많은 친구가 이미 자의든 타의든 담배를 끊었다. 그만큼 흡연의 위험을 심각하게 인식한다는 것이다.

유익 인식(Perceived benefits) ——

개인이 특정 건강 행동을 실천하면 얻을 수 있는 이익을 생각하는 정도다. 어쨌든 금연한 친구들은 숨쉬기가 가벼워졌다고 만족해한다. 몸에서 냄새가 나지 않으니 가족도 좋아하고. 몸이 좋아지니 하지 않던 운동을 하거나 운동을 이미 하고 있던 친구들은 더 열심히 해서 건강을 챙기면서 주변 사람들에게도 금연을 권한다.

장애 인식(Perceived barriers) ——

개인이 특정 건강 행동을 실천할 때 발생할 수 있는 장애나 어려움을 생각하는 정도다. 그런데 금연을 하면 이렇게 좋은데 여전히 많은 사람이 담배를 피우는 이유는 무엇일까? 금연을 시도할 때 가장 먼저 나타나는 장애가 바로 금단현상이다. 니코틴 중독에서 벗어나기가 쉽지 않다. 게다가 흡연이 주는 심리적 안정감, 같이 담배를 피우면서 공감대를 형성하는 인간관계 등도 금연을 어렵게 하는 요소다.

이런 신념 모형은 하루아침에 한두 사람이 고정한 것이 아니라 상당한 시간에 걸쳐 많은 사람에게 공유되는 사회적 지식이 개인화된 것이라고 할 수 있다. 그런데 맨발로 걷는 사람들은 고정된 건강 신념을 바꾸면서 자신의 방법을 만들어내고 있다. 왜냐하면 건강관리 방식과 신념은 고정된 것이 아니라 시대와 문화에 따라 변하기 때문이다.

그중 하나가 맨발걷기와 건강 신념의 변화이다. 맨발걷기 또는 벗은 발로 걷기는 노출된 발로 대지와 직접 접촉하며 걷는 것을 뜻한다. 오랜 세월 인간은 자연과 함께 생활하며 맨발로 다양한 활동을 했지만 산업화와 현대화가 진행되면서 신발은 보호 도구 역할을 하며 우리 일상에서 떼어놓을 수 없는 요소가 되었다.

최근 몇 년간, 맨발걷기에 대한 관심이 다시 떠오르고 있다. 맨발걷기 지지자들은 맨발로 걷는 것이 건강을 유지하고 개선하는 데 신발 신고 걷기보다 유리한 점이 많기 때문이라고 주장한다.

먼저 맨발걷기로 대지와 직접 접촉하면서 자연과 연결을 강화하고 스트레스 감소와 정서적 안정감 증대를 기대할 수 있다고 한다. 다음으로 맨발로 걷는 것이 발의 근육과 인대를 강화하며 균형을 개선해 올바른 자세를 유지하는 데 도움이 된다고 한다. 셋째, 맨발로 걷는 것이 발바닥의 혈액 순환을 촉진하고 면역력을 향상할 수 있다고 한다. 넷째, 자연 속에서 맨발로 걷는 것이 스트레스를 줄이고 심신 안정을 증진할 수 있으며 건강한 산책 방법이 된다고 한다. 이렇듯 새로운 건강법으로 맨발걷기를 활용하면서 건강 신념 모형에 다음과 같은 변화를 가져왔다.

변화된 위험 인식   과거에는 신발이 발을 보호해주므로 신발을 신고 걸어야 건강하다고 생각했다. 하지만 신발을 신고 걷는 것이 오히려 건강을 해칠 수 있다고 생각하기 시작했다.

변화된 위험 결과 인식   최근에는 맨발걷기가 건강에 도움이 된다는 인식이 확산하면서 맨발걷기로 건강을 증진하고자 하는 사람들이 늘고 있다.

변화된 유익 인식   전에는 맨발걷기가 건강에 도움이 되는지 확신하지 못하는 사람들이 많았지만 최근에는 맨발걷기가 발 건강, 혈액 순환 개선, 자세 교정, 스트레스 해소 등 다양한 건강상 이점을 제공한다는 연구 결과가 발표되면서 맨발걷기를 실천해 건강을 증진하고자 하는 사람들이 늘어나고 있다.

변화된 장애 인식   과거에는 맨발걷기가 불편하고 위험하다고 생각하는 사람들이 많았다. 그러나 요즘은 맨발걷기를 할 수 있는 안전한 장소가 늘어나고 맨발걷기용 신발과 맨발걷기 운동법이 개발되면서 맨발걷기를 시작하는 사람들이 늘어나고 있다. 맨발걷기의 건강상 이점에 관한 연구가 더욱 활발해지고 신체 기능 향상 효과를 입증하는 사례도 늘어나고 있다. 따라서 점점 더 맨발걷기가 건강에 필수 운동으로 인식되면 건강 신념 모형의 새로운 요인으로 부상할 가능성이 있다.

맨발걷기는 발 건강, 혈액 순환 개선, 자세 교정, 스트레스 해소 등 다양한 건강상 이점을 제공하는데, 이러한 효과들은 건강 신념 모형의 기존 요인들과 중복되기도 하지만 맨발걷기만의 독특한 방법과 효과도 있다. 따라서 맨발걷기가 건강 신념 모형의 새로운 요인으로 부상해 건강 행동을 변화시키는 데 더 중요한 역할을 할 것은 확실하다.

앞으로도 맨발걷기가 건강에 도움이 된다는 인식이 더욱 확산될 것이다. 이미 수없이 많은 실증적 사례가 맨발에 대해 좋지 못한 고정관념을 희석하는 데 큰 역할을 하고 있다. 그럼으로써 신발을 벗어 던지는 이유, 특히 주변 사람들이 이상하게 보던 시선을 덜 인식하게 되고, 심지어 건강한 사람이라는 긍정적 찬사까지 받게 된다.

지자체에서 앞다투어 맨발걷기를 할 수 있는 안전한 장소를 계속 만들고, 맨발걷기용 신발과 맨발걷기 운동법이 더 발전하면서 맨발걷기를 시작하는 사람들의 부담이 더욱 줄어들 것이다. 맨발걷기가 건강 신념 모형을 바꾸는 것은 이것이 건강 증진에 긍정적 영향을 미치기 때문이다. 맨발걷기가 건강에 도움이 된다는 인식이 확산되고, 장애 인식이 감소해 새로운 요인으로 부상한다면, 더 많은 사람이 맨발걷기를 함으로써 우리 사회의 건강을 증진할 것이다.

자기 효능감을 증진하는
맨발걷기

맨발걷기가 의학적 불확실성에도 불구하고 많은 사람에게 자기 효능감을 높이는 방법으로 인식되는 이유는 여러 가지가 있다. 자기 효능감은 사람이 자기 능력을 믿고 목표를 성취할 수 있다는 믿음으로, 실제로 능력을 강화하는 좋은 수단이다.

맨발걷기는 일상 경험과 다른 신체적 도전 기회를 제공한다. 이로써 사람들은 새로운 환경에 적응하고 신체적 한계를 극복하는 경험을 하면서 자기 능력을 더 신뢰하는 기회를 얻게 된다. 자신에 대한 믿음이 높아지면 스트레스가 줄고, 정신적 웰빙이 높아지며, 자신감과 자기 효능감이 향상된다.

무엇보다 맨발걷기는 스스로 선택하고 통제할 수 있는 활동이다. 이러한 자율성은 자기 결정력과 통제감을 강화하며, 결과적으로 자기 효능감을 높일 수 있다.

이렇게 높아진 자율성을 바탕으로 사람들은 타인과 접촉을 늘려 맨발걷기 클럽이나 인터넷 동호회 등에서 볼 수 있는 맨발걷기 커뮤니티에 참여함으로써 같은 관심사를 공유하는 사람들과 교류하고 있다.

이처럼 맨발걷기는 신체적·정신적·사회적 차원에서 긍정적 영향을 미칠 수 있으며, 이러한 영향이 종합되어 개인의 자기 효능감을 강화한다. 의학적 불확실성에도 불구하고 많은 사람이 맨발걷기에서 자기 능력을 시험하고, 성취감을 경험하며, 건강과 웰빙을 향상하고 있다.

특히 자기 효능감은 맨발걷기를 주로 하는 노년층의 건강에 매우 중요하다. 자기 효능감은 개인이 자기 능력을 믿고 목표를 성취할 수 있다는 신념의 수준으로, 사람들의 건강 행동, 스트레스 대응 그리고 전반적인 웰빙에 큰 영향을 미친다.

자기 효능감이 높은 사람들은 자신의 건강을 관리하는 데 더 적극적일 가능성이 높다. 이들은 건강한 식습관을 유지하고, 운동을 규칙적으로 하는 등 건강 행동을 더 잘 실천할 수 있으며 스트레스를 더 잘 관리하고 스트레스에 긍정적으로 대처하는 경향이 있다. 또한 정신 건강을 개선하고 우울증이나 불안감을 줄이는 데도 도움을 받는다.

자기 효능감이 높은 사람들은 자신의 건강관리에 더 큰 책임감을 느끼며, 건강 문제를 능동적으로 관리하는 경향이 있는데, 이는 만성질환을 관리하는 데 특히 중요하다. 또한 사회적 활동에 더 적극적으로 참여하는데, 이로써 사회적 연결감과 소속감을 증진하게 된다. 사회적 연결감이 높은 사람들은 삶의 변화와 도전에 더 탄력적으로 대응할 수 있다. 이들은 새로운 상황에 잘 적응하며 건강 문제에도 불구하고 긍정적 태도를 유지하는 능력이 뛰어나다.

이렇듯 자기 효능감은 사람들의 건강관리 능력, 스트레스 대처

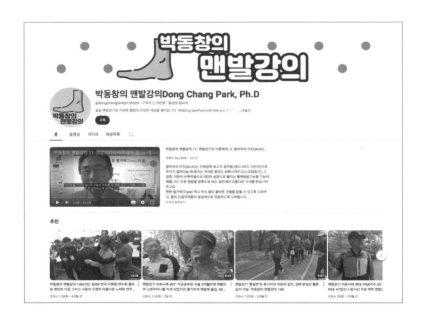

방식, 사회 참여도 그리고 전반적인 삶의 질에 매우 큰 영향을 미친다. 높은 자기 효능감은 사람들이 더 건강하고 활기찬 삶을 영위하는 데 이바지할 수 있으므로 이를 강화하는 다양한 프로그램과 활동이 필요하다.

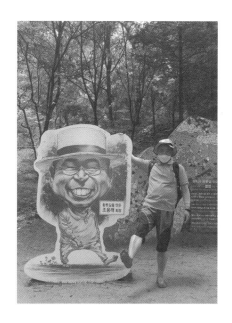

7장

치료 선택권을 증진하는
맨발걷기

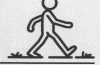

맨발로 걷기 시작하면 평소 신발에 가려져 감각이 무뎌졌던 발가락과 발바닥이 다

양한 지면의 질감과 온도를 느끼고, 발의 미세한 근육을 활성화하며, 감각적인 인

지능력을 향상하게 해주어 온몸의 균형이 잡히고 건강을 되찾게 된다.

맨발걷기는 사람들에게 또 하나의 자기 건강관리와 치유 방법을 알려주었다는 데 큰 의미가 있고, 실제로 효과를 본 사람도 많다. 하지만 학문에 따라 구체적으로 어떤 효과가 있어서 맨발걷기를 해야 하는지에 대한 관점 차이가 있다. 나는 스본스도, 즉 KSNS의 인체를 중력으로 버텨주면서 가장 예민한 감각기관으로 발의 중요성을 강조하는 측면이 설득력이 높다고 본다.

여기서는 맨발걷기가 개인의 건강관리와 웰빙에 미치는 긍정적 영향을 중점적으로 다루며, 이것이 어떻게 자기 치유의 한 형태로 작용할 수 있는지를 살펴본다.

의학계에서
활용하는 방향

　의학계에서는 맨발걷기를 건강 증진과 예방의학의 관점에서 평가하며 여러 방면에서 활용하고 있다. 맨발걷기는 근육을 강화하고, 자세를 개선하며, 관절에 가해지는 부담을 줄일 수 있다. 또한 심혈관 건강 개선과 체중 관리에도 이바지할 수 있어 특정 질병의 예방과 관리에 효과적이라고 할 수 있다.

　재활 의학 분야에서는 맨발걷기가 부상이나 수술 후 회복 과정에서 중요한 역할을 한다. 이로써 발과 다리 근육의 자연스러운 사용을 촉진하고 힘과 유연성을 회복하는 데 도움이 된다고 한다. 재활 의학에서는 맨발걷기로 발과 하체 근육을 강화하고 균형감과 안정성을 개선한다. 이는 부상 후 근육 회복을 촉진하고 부상 재발을 방지하는 효과가 있다. 또 자연스러운 자세를 촉진하고 부상에 따른 잘못된 보행 습관을 교정하는 데도 활용된다.

맨발걷기는 체중 분산을 개선하고 관절에 가해지는 부담을 줄이며 발의 감각 피드백을 향상해 신경계 회복과 감각-운동 조정 능력을 강화한다. 특히 신경학적 손상이나 감각 장애를 겪는 환자들에게 유용하다. 순환 개선, 통증 감소, 스트레스 해소 등 신체 기능의 전반적인 향상을 목표로 하며, 환자가 일상생활로 빠르게 복귀하도록 지원한다. 의사는 환자의 특정 필요와 상태에 맞게 맨발걷기 프로그램을 개인화해 조정하는데, 이는 진행 상황에 따라 강도, 지속 시간, 환경을 조절하여 최적화된다.

정신 건강 측면에서 맨발걷기는 스트레스 감소와 정신적 안정에 이바지할 수 있다. 자연과의 직접적 접촉은 심리적 안정감을 제공하고 정신 건강을 개선하는 데 도움이 된다. 이는 다음과 같은 네 가지 요인으로 설명할 수 있다.

첫째, 자연과의 직접 접촉은 스트레스를 줄이는 데 이바지한다. 둘째, 신체활동 자체가 정신 건강에 긍정적 영향을 준다. 셋째, 마음챙김과 현재에 집중하는 능력을 증진해준다. 넷째, 개인의 자기효능감과 자기관리 능력을 향상해줄 수 있다.

의학계는 연구와 데이터를 바탕으로 맨발걷기의 효과를 평가한다. 이러한 연구에서는 맨발걷기의 장점과 위험 요소를 모두 조명하는데, 이는 건강에 미치는 영향을 명확하게 이해하는 데 중요하다.

많은 의료 전문가가 환자들에게 맨발걷기의 이점을 교육하고, 건강 증진 프로그램에도 포함시킴으로써 환자들은 자기 건강을 증진하는 데 필요한 지식과 도구를 얻게 된다. 이처럼 의학계는 맨발걷기를 건강 증진, 치료, 예방·재활 수단으로 활용하지만 아직은 매우 제한적이다.

한의학계에서
활용하는 방향

한의학계에서 맨발걷기는 전통적인 치료 방법과 결합되어 여러 방면에서 활용된다. 한의학에서는 신체의 균형과 에너지의 흐름을 중시하는데, 맨발걷기는 이러한 균형을 재정립하고 에너지 흐름을 개선하는 데 도움이 될 수 있다.

첫째, 한의학에서는 맨발걷기로 발바닥의 다양한 경혈점을 자극한다고 본다. 발바닥에는 신체의 여러 장기와 연결된 경혈점이 있으며, 맨발로 걷는 것은 이러한 경혈점을 자극해 신체 기능을 조절하고 건강을 증진하는 데 이바지할 수 있다.

경혈점은 한의학에서 중요한 역할을 하는 신체의 특정 지점이다. 이들은 인체의 기氣라는 생명 에너지의 흐름을 조절하는 데 사용된다. 신체 표면에 있는 경혈점은 체내의 기 흐름과 혈액순환을 조절하며, 인체의 경락이라는 에너지 통로에 분포한다. 각 경혈점은 특정 신체 기관이나 기능과 연결되어 있다. 경혈점을 자극하면 신체 기능을 조절하고 균형을 맞추며, 다양한 질병을 예방하거나 치료하는 데 도움이 될 수 있다. 이로써 기의 흐름을 원활하게 하고 혈액 순환을 개선하며 근육의 긴장을 완화할 수 있다.

신체 전체에 분포한 경혈점 중 발바닥에 있는 경혈점은 소화기계, 호흡기계, 신경계 등의 내장 기관과 연결되어 있다고 여겨진다. 경혈점은 침술, 지압, 마사지 등의 방법으로 자극될 수 있으며, 맨발걷기는 발바닥의 경혈점을 자연스럽게 자극하는 방법의 하나이다. 따라서 맨발걷기는 신체의 기 흐름을 자연스럽게 조절하고 건강을 증진하는 데 도움이 될 수 있다. 많은 사람이 경혈점 자극을 통한 치료 방법으로 긍정적 경험을 보고하고 있다.

둘째, 맨발걷기는 기氣의 흐름을 원활하게 하고, 신체의 양陽에너지를 증가시키는 것으로 여겨진다. 자연과 직접 접촉하는 것은 신체와 마음의 균형을 맞추고, 에너지 수준을 높이는 데 도움이 될 수 있다. 맨발걷기가 기의 흐름을 원활하게 하고 신체의 양에너지를 증가시킨다는 개념은 전통 동양 의학, 특히 한의학의 원리에서 비롯했다. 이러한 관점에서 맨발걷기는 신체와 자연 사이의 연결을 강화하고 신체 내 에너지의 균형을 재정립한다. 기의 흐름이 원활할 때 신체는 건강한 상태를 유지하고, 반대로 기의 흐름이 막히거나 불균형할 때 질병이 발생한다고 본다.

이와 같이 맨발걷기는 발바닥의 다양한 경혈점을 자극함으로써 기의 흐름을 원활하게 한다고 하는데, 이는 발바닥이 신체의 다른 부위와 연결된 중요한 경혈점을 포함하고 있기 때문이다. 한의학에서는 맨발걷기를 음과 양의 에너지가 조화를 이루는 활동으로 보는데, 음과 양의 조화는 인간의 건강과 웰빙에 아주 중요하다. 음과 양은 서로 반대되는 성질을 지닌 두 에너지로, 이들이 잘 어울려야 몸과 마음이 건강하게 유지될 수 있다.

음은 여성적이고 수동적이며 차가운 성질을 가지고 있고, 양은 남성적이고 활동적이며 따뜻한 성질을 나타낸다. 음과 양의 에너지가 잘 조화되어야 하는 이유는 우리 몸과 마음의 건강이 이 두 에너지가 잘 어울리는 것에 많이 의존하기 때문이다. 한의학에서는 건강 문제가 이 두 에너지 사이의 불균형에서 생긴다고 본다.

예를 들어, 양에너지가 너무 많으면 몸에 열이 나거나 염증이 생길 수 있고 음에너지가 너무 많으면 추위를 느끼거나 에너지가 부족해질 수 있다. 맨발걷기는 이런 에너지 조화와 관련이 깊다. 맨발걷기는 지구와 직접 접촉하면서 지구에서 에너지를 받아들이고, 몸 안의 에너지 흐름을 자극하는 데 도움이 된다. 이를 '기운氣運'이라고 하는데, 지구의 자연스러운 전기적 에너지가 우리 몸의 음과 양의 에너지 균형을 맞춰주고 스트레스를 줄이거나 염증을 줄여주며 에너지를 높여줄 수 있다고 한다.

이처럼 맨발걷기는 전통 동양 의학에서 기의 원활한 흐름과 양에너지의 증가로 신체의 건강과 웰빙을 증진하는 중요한 수단으로 인식되고 있다. 이런 관점은 현대 서양 의학의 기준과 다를 수 있으나, 많은 사람이 이런 방식으로 건강 증진을 경험하고 있다. 땅과 에너지를 교류하는 것이 신체적 안정감을 증진하고 이것이 다시 정서적 안정감으로 이어질 수 있다.

아울러 맨발로 걷는 행위는 신체적 감각을 자극한다. 발바닥은 수많은 신경 종말이 집중된 부분으로, 다양한 표면을 맨발로 느끼는 것은 신경계에 자극을 주어 정신적인 집중과 명상적인 상태를 촉진할 수 있다. 이러한 신경계 자극은 마음을 진정시키고 스트레스를 줄여주는 데 도움이 될 수 있다.

맨발걷기는 거의 자연환경에서 하는데, 자연환경은 정신 건강에 긍정적인 영향을 미친다. 자연 속에서 시간을 보내면 마음이 진정되고 정서적으로 안정되는 것으로 알려져 있다.

한의학계에서는 이러한 방식으로 맨발걷기를 건강 증진과 치료 도구로 활용하며, 전통적인 한의학 치료와 함께 맨발걷기로 환자의 전반적 건강을 개선할 수 있다고 본다.

발반사요법에서
활용하는 방향

발반사요법^{reflexogy} 또는 리플렉솔로지는 발의 특정 부위를 자극해 신체의 다른 부위에 긍정적 영향을 미치는 치료법이다. 이 치료법은 발에 신체 각 부위와 연결된 반사 영역이 있다는 개념을 기반으로 한다. 발반사요법을 실시할 때는 주로 손가락과 엄지를 사용해 발의 특정 지점을 부드럽게 압박하거나 마사지한다.

발반사요법 또는 리플렉솔로지는 고대 문화와 깊이 연결되어 있으며, 수천 년에 걸쳐 여러 문화권에서 발전해왔다. 가장 초기의 기록은 고대 이집트로 거슬러 올라가는데, 당시 벽화에는 발과 손으로 특정 부위를 마사지하는 장면이 그려져 있어 이를 발반사요법의 초기 형태로 해석한다. 이 벽화들은 기원전 2330년경에 그려진 것으로 추정한다.

중국과 일본에서도 오래전부터 발반사요법과 유사한 치료법이 사용되었으며, 침술과 함께 발의 특정 부위를 자극하는 것이 신체의 다른 부위에 영향을 미친다고 믿었다.

근대적 발반사요법은 19세기 유럽에서 더욱 발전했다. 영국의 신경학자 헨리 헤드 경Sir Henry Head과 의사 윌리엄 피츠제럴드Dr. William Fitzgerald는 발과 손의 특정 부위가 신체의 다른 부위와 연결되어 있다고 주장했으며, 피츠제럴드는 '존 경부 이론'을 제시했는데, 이는 현대 발반사요법의 기초가 되었다.

20세기 초 미국에서 물리치료사 유니스 잉엄Eunice Ingham은 피츠제럴드의 존 경부 이론을 발전시켜 현대적인 발반사요법을 정립했다. 잉엄은 발의 반사 영역을 정교하게 대응해서 신체의 다양한 부위를 치료하는 기술을 개발했다. 우리 몸은 여섯 가지 주요 경락의 선이 발가락에서 시작해 발가락에서 끝을 맺고 특정 기관들과 연계되어 있다. 따라서 발반사요법으로 발 반사구를 자극하면 관련 장기들을 자극하는 효과를 가져와 상응 기관의 병리 운동을 차단해 질병을 완화하고 병에서 회복시킨다.

발반사요법은 신체의 에너지 흐름을 개선하고 긴장을 완화하며 전반적인 건강을 증진하는 것이 목적이다. 또한 스트레스와 긴장을 줄이고, 혈액 순환을 개선하며, 통증 완화와 같은 다양한 건강상 이점을 제공할 수 있다고 여겨진다. 발반사요법은 보통 다음과 같은 과정을 거친다.

진단 과정 발반사요법사가 고객의 건강 상태와 증상을 평가하고 발의 민감한 부위를 확인한다.

준비 단계 고객이 편안한 자세를 취한 후 발반사요법사가 발을 깨끗이 닦고 마사지 크림이나 오일을 바른다.

압력 적용 손가락 또는 특수 도구로 발의 반사점에 압력을 가한다.

특정 지점 치료 신체의 특정 기관이나 부위와 연결된 반사점을 치료한다.

이완과 회복 이완을 촉진해 회복을 돕는다.

발반사요법은 과학적 연구 결과가 다양하지만, 많은 사람이 긴장이 완화되고 전반적인 웰빙이 증진되었다고 보고했다. 미국의 경우 일부 주에서 라이선스가 필요한 전문 직역으로 인정받을 정도로 널리 받아들여지고 있다. 비록 현대 양의학에서는 인정하지 않지만, 역사가 5,000여 년 된 유서 깊은 치료법이다.

이처럼 발반사요법은 유용한 보완 요법일 수 있지만 그 효과는 사람마다 다르므로 전체적인 건강관리 방식의 하나로 접근해야 한다.

스포츠 과학계에서
활용하는 방향

　스포츠 과학계는 아무래도 걷기보다는 달리기에 관심이 많다. 실제로 '두툼하고 발을 지나치게 감싸는 신발을 벗자'라는 맨발신발barefoot shoes은 스포츠계에서 먼저 나왔다. 2008년에 핀란드 바이어가 희한한 신발을 내게 보여주며 같이 팔아보자고 제안했다. 살펴보니 양말처럼 얇고 특이하게 생긴 신발이었다. 지금 우리가 파는 신발의 밑창이 3mm인데, 그 신발은 밑창이 1mm 정도밖에 안 되었다. 게다가 종잇장처럼 구겨지고 가벼웠다.

　그렇게 맨발신발이 내 아이템이 되었고 그 바이어와 거래가 끊긴 뒤에도 나는 계속 이런 종류의 신발을 만들어 팔았다. 맨발신발을 시작하고 얼마 되지 않아 하버드대학교 대니얼 리버만Daniel Lieberman 박사의 연구 논문과 크리스토퍼 맥두걸Christopher McDougall

의 『본 투 런BORN TO RUN』이 출간되어 맨발신발이 상당한 관심을 끌었었다.

대니얼 리버만은 하버드대학교에서 인류학 교수로 있는 인간 진화 생물학자로, 특히 인간의 진화, 두 발로 걷기와 달리기의 진화에 관한 연구로 유명해졌다. 맨발 달리기와 관련해 여러 중요한 연구를 했는데, 맨발로 달리는 것이 발의 구조와 기능에 어떤 영향을 미치는지, 신발이 인간의 달리기 방식에 어떤 영향을 미치는지를 탐구했다. 이 연구는 맨발 달리기 운동에 큰 영향을 미쳤다.

크리스토퍼 맥두걸은 『본 투 런』에서 자신의 달리기 경험은 물론 맨발로 먼 거리를 달리는 멕시코 타라우마라 부족Tarahumara Tribe의 전통을 예로 들며 맨발로 달리기의 이점과 달리기가 인간의 본능적 능력임을 강조했다. 타라우마라 부족은 먼 거리를 빠르게 효율적으로 달리는 것으로 유명하다.

리버만 박사의 과학적 연구 결과와 『본 투 런』은 맨발 달리기와 자연스러운 달리기 방식에 대한 대중적 관심을 불러일으키면서 맨발 달리기 운동에 중요한 역할을 했다. 이들은 전통적인 달리기 신발과 훈련 방법에 대한 새로운 시각을 제공했을 뿐 아니라 달리기 애호가와 전문가들 사이에서 많은 논의를 불러일으켰다.

스포츠 분야에서 맨발 달리기에 대한 관점은 다양하며, 그 중요성과 효과에 대해 여러 의견이 있다. 이러한 관점은 과학적 연구,

운동선수들의 경험 그리고 스포츠 의학 전문가들의 의견을 바탕으로 형성된다. 맨발 달리기는 발의 자연스러운 움직임을 촉진하고 발과 다리 근육을 더 효과적으로 사용하게 해주며 발을 강화하고 더 나은 균형 감각을 가져올 수 있다.

일부 연구와 전문가들은 맨발 달리기가 발뒤꿈치 착지보다 앞발이나 중앙부 착지를 촉진해 신발 신고 달리기보다 무릎과 허리에 미치는 충격을 줄일 수 있다고 주장한다. 이는 장기적으로 부상 위험 감소에 도움이 될 수 있다. 또 맨발로 달리면 자연스러운 보행 패턴에 에너지 소비의 효율성을 증가해 달리기 기술을 개선하는 데 도움이 될 수 있다.

신발을 신지 않고 발의 자연스러운 형태를 이용해 달리는 맨발 달리기는 개인의 발 구조, 건강 상태, 달리기 경험 등에 따라 다르게 적용될 수 있다. 맨발로 달릴 때 발가락과 발바닥이 더 활발하게 움직여 발과 다리의 근육, 인대를 더 자연스럽게 사용하게 한다. 또 발뒤꿈치가 아닌 발 앞부분이 땅에 먼저 닿게 하여 발과 다리에 가해지는 충격을 줄일 수 있으며 균형과 자세를 개선하는 데 도움이 될 뿐 아니라 발의 감각이 향상되어 균형을 잡는 데 유리하다.

역사적으로 맨발로 달려서 좋은 성적을 내고 유명해진 선수들도 꽤 있다. 가장 먼저 아베베 비킬라Abebe Bikila 선수가 있다. 그는 1960년 열린 제17회 로마올림픽 마라톤에서 맨발로 달려 금메달을 획득했다. 이는 맨발로 달려 올림픽 금메달을 획득한 최초이자 유일한 사례로, 맨발 달리기의 가능성을 전 세계에 알린 순간이었다.

그다음으로는 멕시코의 타라우마라 부족이 있다. 장거리 맨발 달리기 능력으로 유명한 이 부족은 종종 맨발 또는 매우 단순한 샌들을 신고 수십 킬로미터를 달린다. 이들의 달리기 능력은 많은 연구 대상이 되었으며, 앞서 얘기했듯이 『본 투 런』이라는 책으로 널리 알려졌다.

이러한 사례들에 힘입어 최근에는 맨발 달리기가 하나의 운동으로 발전했다. 이 운동의 추종자들은 맨발로 달리기가 발 건강을 개선하고, 부상을 줄이며, 더 자연스러운 달리기 형태를 제공한다고 믿는다. 전 세계에서 많은 달리기 애호가가 이 방식을 시도하고 있는데, 이는 맨발 달리기가 단순한 운동 방법을 넘어 문화적·역사적 배경이 있는 현상임을 보여준다.

이렇듯 맨발 달리기는 고대부터 현대에 이르기까지 다양한 문화와 환경에서 실천되었으며, 오늘날에도 여전히 많은 관심과 연구의 대상이 되고 있다.

스포츠 의학계에서 맨발걷기는 운동선수들의 성능 향상, 부상 예방과 회복 과정에서 중요한 역할을 한다고 평가되면서 여러 방향에서 활용되고 있다. 맨발걷기는 발과 하체 근육을 자연스러운 방식으로 강화하면서 발의 작은 근육과 발목, 무릎, 엉덩이의 근육이 더 효과적으로 작동해 균형 감각과 안정성을 향상함으로써 발과 하체 근육, 뼈의 정렬을 개선하고, 과도한 충격을 완화하는 데 도움을 준다. 이는 장기적으로 부상 위험을 줄여주고, 자세를 개선하며, 더 효율적인 걸음걸이를 개발하는 데 이바지한다. 또 기능적인 움직임을 향상하고 전반적인 성능을 높이는 데도 도움이 된다.

맨발걷기는 부상 후 회복 과정에서도 활용되는데, 부상 부위의 혈류를 증진하고 근육의 회복을 돕는다고 알려져 있다. 이로써 재활 기간을 단축하고 부상 부위의 기능을 더 빠르게 회복시킬 수 있다. 또 발의 감각 인식을 향상해 운동 제어 능력까지 높게 해준다. 이러한 감각 인식은 운동 수행 시 정밀함과 반응성을 높이는 데 중요하다.

스포츠 의학계에서 맨발걷기는 이런 다양한 측면에서 운동선수들의 건강과 실력 향상, 재활을 지원하는 중요한 요소로 인식되며 훈련·회복 프로그램의 일부로 적극적으로 활용되고 있다. 맨발로 걷고 뛰면서 건강을 증진하는 이론적 근거도 사실 스포츠 의학에서 시작되었다고 보아도 좋은 만큼 맨발로 걸을 때는 무작정 걷기보다 스포츠 이론도 공부할 필요가 있다.

맨발 달리기는 그 효용성에도 불구하고 일부에게는 적합하지 않을 수 있다. 발과 몸이 새로운 달리기 스타일에 적응하는 데 시간이 필요하므로 맨발 달리기로 전환할 때는 점진적으로 해야 한다. 스포츠에서 맨발 달리기는 발의 건강과 달리기 성능을 향상해줄 잠재력이 있지만 개인의 상황과 적응 능력에 따라 다르게 접근해야 한다. 이는 맨발 달리기가 단순한 유행을 넘어 개인의 건강과 체력 향상에서 고려 사항으로 인식되어야 함을 의미한다.

어싱하는 사람들의 관점

맨발걷기와 어싱earthing은 모두 자연과 직접 접촉해 신체와 정신 건강에 긍정적 영향을 미치는 활동이다. 두 활동은 다소 다른 관점에서 접근하지만 공통으로 자연적인 환경과 연결을 강조한다.

맨발걷기

맨발걷기는 신발을 신지 않고 자연 속에서 걷는 행위로 여러 가지 이점이 있는데, 그중 하나는 발의 자연스러운 움직임을 회복하는 것이다. 신발은 발을 보호하고 지지해주지만, 때로는 발의 자연스러운 형태와 기능을 제한하기에 맨발로 걸을 때 발의 근육과 인대가 더 활발하게 움직이며, 이는 발의 전반적인 힘과 유연성을 증진한다.

또한 맨발걷기는 발의 뼈, 아치, 근육 그리고 신경망 등 자연적 신체 구조가 본래 생긴 목적과 기능을 최대한 사용하게 하면서 신발로 잃어버린 인체 균형 감각을 향상해주고 자세를 개선한다.

어싱

어싱은 맨발로 지구의 표면을 직접 접촉하는 것을 포함하여 인체가 자연적인 방식으로 지구의 전기적 에너지와 접촉하는 것을 말한다. 이론적으로 지구는 마이너스(음) 전하를 가지고 있으며, 이 전하가 균형이 맞지 않을 때 염증 증가, 통증 강화, 스트레스 증가 등 다양한 건강상 문제를 일으킬 수 있다고 한다. 어싱의 실제 효과에 대해서는 앞으로 연구를 많이 해야 하지만, 어싱으로 에너지가 증진되고 수면의 질이 향상되는 등 개인 경험을 증언하는 사람이 많다.

어싱은 맨발로 자연에서 걷는 것 외에 특별히 설계된 어싱 매트, 시트 또는 기타 접지 장치를 사용해 실내에서도 실천할 수 있다. 이 장치들이 사용자의 몸과 직접적인 전기적 연결을 제공해 지구 음극의 전자를 인체로 전달되게 하기 때문이다. 한마디로 몸

안의 정전기를 없애서 건강을 회복하는 방법이다.

맨발걷기와 어싱의 공통점과 차이점

맨발걷기와 어싱 모두 자연과의 연결을 중시하며 신체적·정신적 건강을 증진할 수 있다. 하지만 맨발걷기는 주로 발의 생체 역학적 기능과 관련된 이점에 초점을 맞추지만, 어싱은 신체의 전기적 균형과 관련된 건강 이점을 강조한다. 두 활동 모두 각자의 방식으로 건강에 유익할 수 있으며, 안전하게 실천할 수 있는 환경에서 꾸준히 진행한다면 긍정적인 결과를 볼 수 있다.

어싱이 최근 한국에서 폭발적인 관심을 끌게 된 것은 2011년 스티븐 시나트라 박사가 저술한 『어싱』에서 비롯한다. 어싱의 과학적 기반과 건강상 이점을 탐구한 이 책에서는 어싱 또는 그라운딩이라는 개념을 처음 소개한다.

『어싱』은 지구와의 직접적인 신체적 접촉이 인체에 미치는 긍정적 영향을 설명하면서 자연스러운 전기적 연결로 인체의 전기적 균형을 회복시키고 건강상 이점을 제공한다고 주장한다. 그는 이 주장의 과학적 근거로 어싱이 스트레스 감소, 염증 감소, 통증 완화, 수면 개선 등에 도움을 줄 수 있다는 다양한 연구 결과와 증거를 제시한다.

막연한 주장이 아니라 어싱을 실천한 개인의 경험담과 사례 연구를 포함해 어싱이 실제로 사람들의 건강과 웰빙에 긍정적 영향을 미쳤음을 소개한다. 그리고 독자들이 일상생활에서 어싱을 쉽게 실천하는 방법을 알려준다. 맨발로 자연 표면을 걷는 것으로 시작해 어싱 매트나 기타 제품을 사용하는 방법에 이르기까지 다양하다.

어싱 또는 그라운딩을 이해하려면 인체가 전기적 성질을 지닌 생물학적 시스템이라는 사실을 알아야 한다. 실제로 의학계에도 심전도계와 같이 인체의 전기적 특성을 이용해 검사 또는 치료하는 방법이 많은 것을 이해하면 그리 특별한 것도 아니다.

우리 몸의 세포는 전기적 신호를 이용해 의사소통을 하는데, 이는 심장 박동, 신경 전달, 근육 수축 등 다양한 생체 기능에 필수적이다. 어싱은 인체의 전기적 시스템과 지구의 전기적 에너지 사이에 균형을 맞추는 것을 목적으로 한다. 어싱 지지자들은 이 방법이 염증을 줄이고, 통증을 완화하며, 스트레스 수준을 낮추고, 수면의 질을 향상하며, 전반적인 에너지 수준을 증진할 수 있다고 주장한다. 이러한 이점은 몸의 전기적 균형이 회복되고 생체 리듬이 정상화되면서 나타난다.

특히 지구의 음전하가 우리 몸의 과도한 양전하를 중화하고, 이에 따라 발생하는 염증 반응과 관련된 자유 라디칼을 감소시킬 수 있다고 여겨진다. 자유 라디칼은 외부 껍질에 짝을 이루지 않은 단일 전자를 가진 원자 또는 분자이다. 멜라닌과 같은 일부 자유 라디칼은 화학적으로는 반응성이 없지만 대부분 생물학적으로 관련된 자유 라디칼은 반응성이 높다.

어싱을 실천하는 방법은 매우 간단하다. 맨발로 자연 표면에 서거나 걷기만 하면 된다. 이렇게 할 때 지구 표면에서 발생하는 음전하가 몸으로 전달된다. 어떤 사람들은 어싱 매트, 시트, 기타 제품을 이용해 실내에서도 어싱을 실천한다.

그러나 어싱의 효과는 과학적으로 충분히 입증되지 않아 논란의 여지가 있다. 일부 연구에서 긍정적 결과를 보고했지만, 어싱이 건강에 미치는 실제 영향에 관해서는 추가 연구가 필요하다. 이러한 과학적 논쟁이 있음에도 어싱은 자연과의 연결을 강화하고 자연스러운 환경에서 더 많은 시간을 보내는 것의 중요성을 강조하는 대안적 건강관리 방법으로 여겨진다.

결론적으로, 어싱은 전통적인 의학적 관점에서 벗어나 자연과의 직접적인 신체적 접촉으로 건강상 이점을 추구하는 방법이다. 전통적인 건강관리 방법과 동시에 사용될 수 있으며, 개인의 경험과 선호에 따라 다양한 형태로 실천될 수 있다.

그러나 이러한 관행의 효과와 이점에 대해서는 여전히 과학적 증거가 제한적이며, 개인마다 경험하는 효과는 다르지만 방법은 대체로 같다. 이렇듯 지구와 직접 접촉해 건강상 혜택을 얻으려는 실천에서 맨발걷기는 중요한 역할을 한다. 어싱의 과학적 증거가 부족한 것은 그 개념이 최근에 생겨서 체계적인 의학적 연구가 이루어지지 않았기 때문이지 임상적 증거가 부족하다는 의미는 아니다. 오히려 임상적 증거는 차고 넘친다.

우리나라에서 맨발걷기 운동을 주도하고 책을 여러 권 저술해 맨발걷기 운동의 선구자로 평가받는 인물로 박동창이 알려져 있다. '어싱 걷기' 개념을 한국에서 처음 트렌드화하고 맨발걷기의 이점과 철학을 널리 알리는 데 중요한 역할을 한 그는 건강과 자연의 연결을 강조한다. 그는 맨발걷기가 신체적·정신적 건강에 미치는 긍정적 영향을 강조하며 이 운동을 대중화하는 데 앞장섰다.

맨발과 같은 느낌을 주는 비바미 어싱 신발을 만들어 판매하는 나로서는 매우 고마운 트렌드이지만 한편으로는 당혹스럽다. 어싱을 만병통치로 생각하는 사람이 의외로 많기 때문이다. 어싱이라는 트렌드가 한국에서 갑자기 확 떠오른 것은 2020년 전후이다. 그리고 많은 사람이 어싱이 되는 신발을 만들어달라고 요구해서 나는 어싱 신발을 만들게 되었는데, 이 신발이 생각보다 상당한 반응을 보이면서 인기를 끌고 있다.

문제는 어싱을 하는 사람들이 아직도 이 신발의 개념을 잘 이해하지 못하는 것인데, 그중에서도 가장 설득하기 어렵고 거칠게 의심하는 사람들이 바로 전기를 좀 안다는 기술자 출신이다. 고무가 전기가 통할 리 없다고 한다든가 왜 구리에는 맨살만큼 어싱 효과가 없냐고 묻는다.

비바미 어싱 신발의 전도성은 전기저항이 2~70메가옴이다. 신발에 대한 전기저항의 국가적 표준은 없지만, 미국 표준의 정전기 방지 신발의 기준은 100메가옴이다. 이처럼 세계에서 처음 만든 어싱 신발은 국내와 해외에서 특허를 출원 중이며 디자인 특허는 출원되어 있다.

이외에 맨발로 걷는 효과가 있거나 실내에서도 땅과 접지해 건강을 지킨다는 어싱 매트, 어싱 스트랩, 어싱 지팡이, 어싱 양말 등 다양한 제품이 출시되어 새로운 건강산업 분야를 만들고 있다.

스본스도(KSNS)하는
사람들의 관점

　스본스도는 비바미에 사업의 전환을 만들어준 고마운 건강관리 방법이다. 핀란드와 협력하며 진행하던 맨발신발이 지지부진하면서 관계가 끊길 즈음에 갑자기 회생할 기회를 만들어주었다. 처음에는 어리둥절할 정도로 판매가 늘어나는데, 그 이유를 잘 몰랐다. 그냥 맨발 마라톤이 점점 더 인기를 끄나 보다 했는데 막상 보면 그렇지도 않았다. 심지어 293mm, 287mm 초대형 신발 주문도 자주 들어와서 우리나라 사람들의 발이 큰 줄 알았다.

　그런데 우리 신발을 사던 한 사람이 '스본스도'를 배워보라고 하기에 그게 뭔가 싶어 배우기 시작했다. 네이버 카페 'KSNS를 사랑하는 모임(카사모)'과 '한국 열린사이버대학'의 '한국 자극 반사연구원'에 아내와 함께 등록하고 서너 달 동안 매주 토요일에 배웠다. 신발과 양말을 벗고 맨발로 수업을 진행하는데 분위기가 편했다. 아마 맨발로, 서로 발을 주물러주면서 수업하기 때문인 것 같았다.

독일 교포인 고 김세연 선생이 창안한 스본스도는 발가락과 발의 중요성에 중점을 둔 대체의학이다. 스스로 병을 본 다음 스스로 낫도록 도와준다는 의미로 명명되었다. 발가락의 힘과 발 전체의 기능이 몸의 균형과 건강에 미치는 영향을 강조하는데, 근골격계 질환의 예방과 치유에 상당한 효과를 본다. 김세연은 '유럽 자연과학과 예술위원회European Academy of Science and Arts' 추천으로 2012년 9월 노벨의학상 후보에 오르기도 했다. 이 사실이 의심스러우면 인터넷에서 '김세연, KSNS, 스본스도'를 검색해보기 바란다.

김세연 스본스도의 핵심은 발과 발가락이다. 발가락의 힘, 민감성 그리고 균형잡기로 온몸의 불편함을 파악하고 병을 낫게 한다. 물론 모든 병을 고치는 것은 아니지만 근골격계에 상당한 효과를 보고 내장 질환도 몸의 균형을 잡음으로써 어느 정도 개선할 수 있다고 한다. 스본스도의 핵심 개념은 다음과 같다.

발가락의 중요성 발가락은 걷기, 서기, 균형 유지 등에 중요한 역할을 해서 발가락을 강화하고 올바르게 사용하는 것이 전체 몸의 건강과 밀접하게 연결되어 있다고 한다. 실제로 발을 진단해 몸의 다른 부분에서 보이는 질병을 찾아낼 수 있다.

균형과 자세 발은 몸의 균형을 유지하는 데 핵심 역할을 하는데, 발의 올바른 정렬과 기능은 자세를 개선하고 근골격계 문제를 예방할 수 있다.

전반적인 건강 향상 발의 건강이 신체 전체 건강에 영향을 미친다는 것을 인식하고, 발을 관리함으로써 다양한 건강 문제를 예방하고 개선할 수 있다. 그래서 스본스도에서는 발의 신경을 가능한 한 최대한 활용할 수 있도록 느슨한 신발을 매우 강조한다.

스본스도는 인체의 발과 특히 발가락이 외부 환경과 직접 접촉해 다양한 감각 정보를 수집하고 이를 신경계를 통해 처리함으로써 신체 전체의 균형과 움직임의 조화를 도모한다고 한다. 발가락은 매우 민감하며 다양한 종류의 감각 수용체가 있어 온도, 압력, 질감 등 다양한 자극을 감지해 신경계로 전달한다.

김세연은 맨발로 걷거나 스본스도를 수행할 때 이러한 자극이 풍부해지고 결과적으로 발가락을 포함한 발 전체의 감각 인지 능력이 향상된다고 강조한다. 발가락에서 수집된 감각 정보가 척추를 거쳐 뇌로 전달되며, 이것이 우리가 주변 환경에 어떻게 반응할지 결정하는 데 중요한 역할을 하기 때문이다.

예를 들어 미끄러운 바닥을 걸을 때 발가락은 더 많은 압력을 감지해 뇌에 전달함으로써 넘어지지 않도록 몸을 조정하며, 발가락의 감각 인지가 향상되면 자연스럽게 신체의 균형 감각도 개선된다. 이는 보행 시 더 안정적·효율적인 움직임을 가능하게 하며, 신체의 다른 부위에 불필요한 부하가 가해지는 것을 방지해 결과적으로 전체 신체의 건강과 기능이 향상된다.

스본스도에서 권장하는 맨발 활동 또는 발의 신경이나 근육의 활동을 최대한 자연 그대로 유지하게 하는 조치는 단순히 운동 효과를 넘어 신체의 자연스러운 기능을 회복하고자 하는 데 목적이 있다. 특히 현대 사회에서 신발을 항상 착용하고 생활하는 우리에게 필수적인 감각을 재활성화하고, 맨발 활동으로 발가락과 발바닥의 감각을 극대화함으로써 전신의 조화와 균형을 재조정하는 것이 스본스도의 핵심이다.

이런 접근은 발을 포함한 신체 모든 부분이 잘 연결되고, 각 부분이 효율적으로 기능할 수 있도록 한다. 맨발 활동을 포함한 발가락과 발의 신경망 활동을 중요시하는 스본스도는 건강한 생활 방식의 일환으로 통합될 수 있으며, 전반적인 신체 기능을 향상하게 해준다. 이런 스본스도의 기준에 비바미 신발이 우연히 맞아떨어져 이를 배우는 사람들이 비바미를 많이 찾은 것이다.

스본스도에서는 흥미롭게도 발가락을 고양이 수염에 비유하면서 중요한 신경 감각기관으로 여기며 무척 중요시한다.

감각의 역할 고양이 수염이 매우 민감한 감각기관으로 주변 환경에 대한 중요한 정보를 찾아내듯이 사람의 발가락도 다양한 감각 수용체가 있어 지면의 질감, 온도, 압력 등을 느껴 우리가 걷거나 서 있을 때 균형을 잡고 안정적으로 움직일 수 있게 도와준다.

균형과 조정 고양이가 수염을 이용해 공간을 파악하고 균형을 잡는 것처럼, 발가락도 몸의 균형과 조정에 센서와 같은 역할을 한다. 사람의 발가락은 걷거나 서 있을 때 중요한 지지점 역할을 하며, 몸의 무게를 분산해서 안정적인 자세를 유지하게 해준다.

신경 연결 발가락은 다양한 신경이 집중된 곳으로, 이 신경들이 발의 움직임과 감각 정보를 뇌로 전달하며, 뇌는 이를 바탕으로 몸의 움직임을 조절한다.

이처럼 스본스도에서 발가락 상태는 전반적인 발 건강과 신체 건강의 지표가 되므로 몸 상태를 점검할 때 발가락의 변형, 통증, 감각 이상 등을 파악해 주의 깊게 관찰하는 것이 중요하다.

나는 이 스본스도를 장력통합설tensegrity로 설명하기를 좋아한다. Tensegrity는 'tension'(긴장)과 'integrity'(완전성)의 합성어로, 구조공학에서 사용되는 개념이다. 구조물이 압축성분과 긴장성분이 균형을 이루어 안정성을 갖는 것을 말한다.

예를 들어, 인체에서 뼈는 압축성분인 체중과 외부 충격에 대한 저항력을 제공하며 인체의 기본 구조를 형성한다. 근육과 인대는 긴장을 유지하면서 뼈 사이의 간격을 유지하고 움직임과 균형을 조절한다. 근육은 움직임을 생성하고, 인대는 뼈를 안정적으로 연결하는 역할을 한다.

장력통합설의 원리에 따르면, 이러한 압축과 긴장 요소들은 상호작용하며 인체의 구조적 무결성과 유연성을 유지한다. 이때 균형은 몸이 움직일 때 안정성을 제공하고 다양한 자세와 활동을 가능하게 하는데, 예를 들면, 걷거나 뛸 때 뼈와 근육은 서로 협력해 효율적인 움직임을 생성한다.

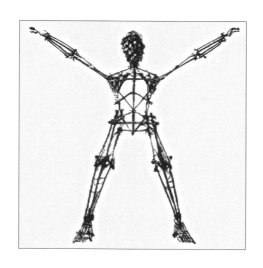

또한 인체의 충격 흡수, 에너지 분산 메커니즘으로 뼈와 근육이 최소의 무게로 상호작용하면서 충격을 분산해 부상을 줄이고 움직임의 효율성을 높인다. 그런데 이런 움직임의 가장 기초는 발이며, 발이 움직여 가면서 온몸의 균형을 잡을 때 발가락이 우리 몸의 센서와 지지대 역할을 한다는 것이다.

현대인의 발가락은 그 중요한 역할을 제대로 하지 못하는데, 그 이유는 발과 발가락의 본래 역할을 방해하는 신발이 있기 때문이다. 현대인의 신발은 폭이 좁아 발가락이 제대로 움직이며 센서와 균형잡기 역할을 하지 못하게 한다. 볼이 좁고 굽이 높은 신발은 발의 자연스러운 기능을 제한해 발 건강에 부정적 역할을 한다.

볼이 좁고 뾰족한 신발은 발가락을 자연스러운 위치에서 압박해 형태를 변형시킬 수 있으며, 특히 무지외반증을 유발할 위험이 있다. 이런 신발은 발가락과 발바닥에 통증을 주어 걷거나 서 있을 때 불편함을 주며, 근육을 약화하고 기능을 저하해 균형과 조정 능력에도 부정적 영향을 줄 수 있다.

게다가 신발이 너무 꽉 끼면 발의 혈액순환을 방해해 건강 문제를 일으키기 쉬우며, 발과의 마찰이나 압박이 심해져 발가락 주변의 굳은살, 물집, 염증과 같은 피부 문제를 일으켜 감염 위험을 증가시키곤 한다. 부적절한 신발은 또한 걸음걸이에 영향을 주어 발뿐만 아니라 무릎, 엉덩관절, 척추에 이르는 전신의 불균형과 근골격계 문제를 초래한다.

　따라서 발가락과 발 전체 건강을 위해서는 충분한 공간을 제공하고 자연스러운 발의 움직임을 지원하는 적절한 신발, 즉 볼이 넓고 굽이 낮거나 아예 없는 신발을 선택하는 것이 건강을 유지하는 데 중요하다. 이런 신발을 신고 발가락의 감각을 되살리는 훈련을 해서 온몸의 건강을 지켜가는 것이 바로 스본스도의 방법이다. 그러니 스본스도를 제대로 실행하려면 맨발로 걷는 것도 좋다.

　맨발로 걷기 시작하면 평소 신발에 가려져 감각이 무뎌졌던 발가락과 발바닥이 다양한 지면의 질감과 온도를 느끼고, 발의 미세한 근육을 활성화하며, 감각적인 인지능력을 향상하게 해주어 온몸의 균형이 잡히고 건강을 되찾게 된다. 맨발로 걷는 것이 발근육을 자연스럽게 사용하도록 하여 근육의 힘과 유연성을 증진하면서 발뿐만 아니라 다리와 허리의 근육에도 긍정적 영향을 미치기 때문이다.

발가락 감각 기능 향상 운동

　발가락 걷기　발끝으로 걸으면 발가락의 강도와 민첩성을 향상하며 발가락의 감각을 증진하는 데 도움이 된다.

모래 위 걷기　모래 위를 맨발로 걷는 것은 발의 근육과 발가락을 자극하고 감각을 향상하는 좋은 방법이다. 불규칙한 모래 표면은 발의 다양한 부분을 자극한다. 다만, 너무 오래 하면 쉬이 피곤해지고 관절에 무리가 갈 수 있으니 피곤하지 않을 정도로만 한다.

발가락 운동　발가락을 구부렸다 펴는 운동을 반복한다. 이는 발가락과 발의 근육을 강화하고 감각 기능을 향상해준다.

발가락 잡기 운동　양말이나 작은 공, 수건 등 작은 물건들을 발가락으로 집어 올리는 연습을 한다. 이는 발가락의 민첩성과 조절 능력을 향상해준다.

균형 운동　한 발로 서서 균형을 잡는 연습을 한다. 이는 전체 발의 근육을 강화하고 발가락의 기능을 개선하는 데 도움이 된다.

발 마사지　정기적으로 발과 발가락을 마사지하면 혈액 순환을 촉진하고 감각을 향상할 수 있다. 발가락 사이사이를 부드럽게 마사지하고 발바닥 전체를 자극하면 좋다.

이러한 활동은 꾸준히 수행하면 발가락의 감각 기능과 전반적인 발 건강을 향상하는 데 도움이 될 수 있다. 운동을 시작하기 전에는 전문가의 조언을 구하는 것이 좋은데 발이나 다리에 이미 문제가 있다면 더욱 그렇다.

발가락 건강을 위한 신발 선택 기준

적절한 크기와 핏 신발의 길이와 너비는 발가락이 앞쪽에 닿지 않고 너무 조이지 않아야 한다. 신발의 가장 넓은 부분이 볼의 가장 넓은 부분보다 커야 한다. 발 크기는 시간이 지나면서 변할 수 있으므로 신발을 사기 전에 발 크기를 정확히 재야 하는데, 맨발로 재었을 때보다 1.5~2cm 정도 큰 크기를 권한다. 그래야 발가락을 자유롭게 움직여 혈액 순환을 증진한다.

유연성 신발의 전면부는 발가락이 쉽게 구부러질 수 있도록 유연해야 한다. 이는 보행 시 발의 자연스러운 움직임을 촉진하고 발가락과 발목 관절의 움직임을 자연스럽게 한다.

통기성 신발 소재는 통기성이 좋아야 발의 습기와 열을 조절해 무좀과 같은 피부 질환을 예방하는 데 도움이 된다. 또 발목이 넓으면 신발 안에서 공기 순환이 자연스럽게 된다.

8장

맨발신발의 이해

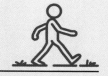

맨발신발은 발의 자연스러운 형태를 모방한다. 발가락이 자유롭게 움직일 수 있도록 앞코가 넓으며, 발의 본래 형태와 기능을 유지하는 데 중점을 두고 있다. 이에 따라 발가락 사이의 공간이 넓어져 발의 전체 균형과 움직임이 향상된다.

내가 신발 장사를 하게 될 줄은 몰랐다. 그것도 신은 것 같지 않은 신발, 지구와 전기가 통하는 신발이라는 기상천외한 신발은 몇 년 전까지만 해도 상상도 하지 못했다. 맨발신발은 2016년쯤 당시 거래하던 핀란드 바이어와 상담하면서 처음 접했다. 그는 그야말로 양말이나 다름없는 신발을 보여주면서 같이해보자고 제안했는데, 나는 도무지 뭔지 이해가 잘 가지 않았다.

가장 큰 거래처 바이어의 제안이라 거절하지 못하고 뭉그적거리다가 2018년에 처음 부산 국제신발박람회에 나갔다가 인생의 한 장면을 보게 된다. 나이가 지긋하신 분이 우리 전시 매대에 오더니 필맥스 맨발신발을 집어 들고 한참이나 만지작거리면서 "이거야말로 내가 만들고 싶었던 신발이야"라고 했다. 그분은 나에게 '좋은 신발을 만들어줘서 고맙다'면서 신발을 몇 켤레나 사갔다.

그리고 얼마 있지 않아 미국에서 맨발걷기, 맨발 달리기 붐이 일자 신발 사업의 숨통이 트였다. 하지만 그 바람도 금방 지나갔다. 그렇게 한참을 어렵게 지내다가 갑자기 다시 잘 팔리기 시작했는데, 바로 '김세연의 스본스도, KSNS'라는 대체의학 바람이 불었고, 그 뒤를 이어 '어싱 걷기'가 크게 유행하기 시작했다. 그래서 나는 내 신발을 네 가지 이론의 총합체라고 한다.

스본스도 + 맨발 달리기, 맨발걷기 + 어싱 걷기 + 발반사요법

맨발신발의 특징

    맨발신발, 즉 베어 풋 슈즈Barefoot shoes는 현대 신발 산업에서 독특한 위치를 차지하고 있다. 이들은 자연스러운 보행을 장려하고 발 건강을 향상하기 위해 디자인된 신발로 전통 신발과는 여러 면에서 차별화되어 있다. 맨발신발은 발의 자연스러운 형태를 모방한다. 발가락이 자유롭게 움직일 수 있도록 앞코가 넓으며, 발의 본래 형태와 기능을 유지하는 데 중점을 두고 있다.

    이에 따라 발가락 사이의 공간이 넓어져 발의 전체 균형과 움직임이 향상된다. 다음으로, 맨발신발은 대체로 얇고 유연한 밑창을 사용한다. 이것은 발이 지면과의 접촉을 더 잘 느낄 수 있게 하여 보행 시 발의 감각적 피드백을 증가시킨다. 이러한 '지면 감각'은 보행의 안정성과 효율성을 높이는 데 도움을 준다.

맨발신발은 대부분의 신발과 다르게 발의 아치를 인위적으로 지지하지 않는다. 이것이 발의 자연스러운 구조와 기능을 강화하며, 장기적으로 발의 근육과 인대를 강화할 수 있다. 건강 측면에서 맨발신발은 발의 건강을 개선하고 다리와 등의 자세를 향상할 수 있다. 특히 발의 자연스러운 운동 범위를 유지하고 발 근육을 강화함으로써 발과 다리에 관련된 부상 위험을 줄일 수 있다.

맨발신발은 환경 측면에서도 주목받고 있다. 많은 제조사에서 친환경 재료와 지속가능한 생산 방식을 도입해 환경에 미치는 영향을 줄이려 노력하고 있다. 문화적으로 보면, 맨발신발은 전통적인 신발 문화에 대안적 접근을 제시한다. 이는 자연과의 연결을 중시하는 생활방식과 잘 어울리면서 현대 사회에서 자연스러운 생활방식을 추구하는 사람들 사이에서 인기를 얻고 있다.

맨발신발은 스포츠와 운동 분야에서도 주목받고 있다. 많은 운동선수가 훈련과 경기에 맨발신발을 사용해 발의 성능을 극대화하고 부상 위험을 줄이는 데 도움을 받고 있다.

이렇게 맨발신발은 다양한 분야에서 그 가치와 효용성을 인정받으며 이제까지 등한시한 발의 중요성에 대한 인식도 높이고 있다. 그만큼 발 건강에 문제가 많아졌다는 증거이기도 하다.

하지만 '맨발신발'은 개념이 확실하게 정해져 있지 않다. 맨발신발은 보통 '최소주의 신발'과 혼용되어 사용된다. 그렇다고 양말 없이 신어야 하는 신발이 아니다. 맨발신발은 일반적인 신발에서 불필요하거나 과하게 적용된 것을 걷어낸 것이라고 보면 된다. '최소주의 디자인', '최소주의 인생' 등을 떠올리면 이해하기가 쉬울 듯하다. 겉모양은 밑창과 옆면, 갑피 소재가 있어 일반 신발과 비슷해 보이지만 훨씬 얇고 가볍다.

우스갯소리로 집 떠나면 고생이고 땅에서 잘 뛰면 위험하다고 했다. 그래서 의전을 할 때도 가장 높은 사람이 가장 나중에 땅에서 발을 떼게 되어 있다. 차를 타거나 엘리베이터를 탈 때도 낮은 사람이 먼저 타고 가장 나중에 내린다. 그리고 땅에서 떨어진 거리가 멀수록 위험하다고 여겨진다. 그래서 공군 전투비행기 조종사나 공수부대원을 위험한 직업에 종사한다며 대우해준다. 신발도 마찬가지다. 땅에 닿는 면적이 좁을수록 위험하고 건강에 나쁘다.

그 상관관계를 수평과 수직으로 나누어 설명해본다. 신발의 수평도는 앞꿈치와 뒤꿈치의 높이 차이로 구분하는데, 보통 제로드롭이라고 하면 발 앞꿈치와 뒤꿈치의 높이가 같은 신발을 말한다. 1사분면의 비바미 신발이 전형적인 제로드롭 신발로 발바닥 전체가 안정적으로 땅에 닿는다. 밑바닥 면적이 말 그대로 땅에 닿는 면적과 같고 밑창이 얇으며 뒤꿈치가 없어서 중력 선과 몸의 수직선이 일치해 굳이 관절을 부자연스럽게 구부리거나 펴

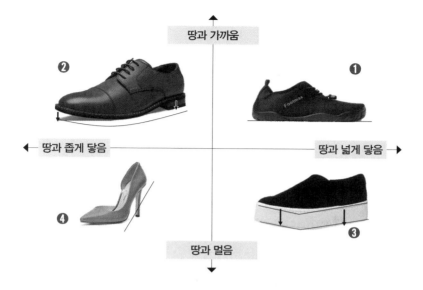

땅과 가까움

② ①

◀ 땅과 좁게 닿음 ──── 땅과 넓게 닿음 ▶

④ ③

땅과 멀음

지 않아도 된다.

　이와 비교되는 2사분면의 남자용 정장 구두를 보자. 얼핏 보면 꽤 넓은 면적이 땅에 닿는 것 같지만 밑창이 딱딱하고 둥그렇게 되어 있다. 뒤꿈치는 구두 굽만큼 올라간다. 보는 만큼 안정적이지 않다는 것이다. 이런 신발은 미끄럽기도 하거니와 발가락의 움직임이 전혀 자연스럽지 못하다. 발가락, 앞꿈치, 발바닥, 발목이 협응하며 움직여서 걷는 게 아니라 발목을 굴리면서 걷는 형태를 취하게 된다.

　다음은 신발의 수직도로 땅에서 얼마큼 떨어져 있느냐는 문제이다. 3사분면의 신발을 보면 신발이 땅에 닿는 면적은 그럴듯하게 넓지만, 땅과 높이 떨어져 있어 마치 높은 건물에 있는 것과 비슷하다. 안정적이지 못하고 높은 쿠션의 출렁임이 있으며 땅을 닿는 순간과 느낌이 오는 시간과 거리 차이가 있다. 그러면 계단이나 비탈길에서 위험하다.

이렇게 전체적으로 땅에 닿는 면적이 넓어도 뒤꿈치가 있어 키를 커 보이게 하는 신발이 있다. 이런 키높이 신발은 몸과 지구의 중력선이 수직을 이루는 데 방해가 된다. 신발 굽의 높이만큼 몸이 앞으로 기울게 되고, 그만큼 발목, 무릎, 엉덩관절 그리고 허리와 목디스크의 각도도 부자연스럽게 꺾여 장시간 사용할 때 관절에 이상이 오게 된다.

현존하는 신발 중 최악의 신발은 4사분면의 하이힐이다. 하이힐은 땅에서 멀리 떨어지고 좁게 닿아 관절에 안 좋으며 걷고 활동하는 안정성 면에서도 매우 좋지 않다.

젊었을 때는 약간의 부자연스러움을 견딜 만한 건강 조건이 되지만, 나이가 들면서는 외관이나 체면보다는 몸에 맞는 신발을 골라야 한다. 신발은 우리 몸의 기초 부분이다. 기초가 넓고 단단해야 건물이 튼튼하듯이 신발도 넓고 단단하게 땅에 발을 디딜 수 있어야 건강도 단단해진다.

맨발신발의 주요 목적은 기능성을 모조리 뺀 기능성 신발이라고 할 수 있다. 스타일이 중요하지 않다는 말은 아니지만 무엇보다 발이 최대한 자연스럽게 움직일 수 있도록 디자인되었다. 그래서 비바미 맨발신발은 구조적으로 기존 신발과는 매우 다르다.

높은 뒤꿈치 없음　일반적인 신발에는 힐 부분이 올라간 또는 '힐 드롭'이 있어 신고 있는 동안 몸을 바른 자세로 만들려면 균형을 조정해야 한다. 몸은 자세와 보행을 방해하는 상승한 각도를 보상하고자 신발의 굽 때문에 앞으로 기울어진 만큼 의식적으로 몸을 뒤로 젖혀야 한다. 하지만 뒷굽이 없는 신발은 그렇게 부자연스러울 필요가 없다.

최소한의 패딩　푹신한 발뒤꿈치와 밑창이 있는 신발을 신었을 때 사람들은 걷거나 달리면 뒤꿈치를 과장되게 누르는 습관이 생기는 경향이 있다. 이것은 인간이 걷도록 진화한 방식이 아니다. 발바닥과 발뒤꿈치의 완충장치가 인간의 몸에 오는 충격을 적당히 막아주고, 이에 따라 하체에 있는 피가 자연스럽게 심장으로 뿜어져 나와 올라가야 하는데, 맨발이나 지나치게 두툼하고 푹신한 신발은 인체의 자연적인 충격 흡수와 혈액 순환을 막는다.

초박형 밑창　맨발신발은 밑창이 매우 얇아서 더 큰 감각 피드백이 가능하다. 발은 손만큼 생체 역학적으로 복잡한데 두꺼운 밑창으로 발이 표면을 정확하게 감지하지 못하게 되었다. 그러나 비바미 맨발신발은 두께가 3mm에 불과해 지면의 작은 돌은 물론 솔잎까지 느끼게 되어 있다.

넓은 발볼 일반 신발의 발가락 상자는 실제 발 모양과 일치하지 않는 좁은 공간에 발가락을 밀어 넣는다. 나이가 들어감에 따라 자연스럽게 벌어진 발가락은 (신발에 의해) 가해지는 기계적 힘으로 경련을 일으키고 말리게 된다. 이런 부자연스러운 신발의 구조는 지간신경종, 족저근막염, 무지외반증 등 각종 발 질환을 일으킨다. 하지만 발볼이 넓은 신발을 신으면 시간이 지남에 따라 발가락이 벌어지며, 신발로 인한 질병이 거의 회복된다.

맨발신발의 출현

맨발신발의 가능성을 기대하며 열심히 팔다가 2009년 첫 번째 암흑기에서 벗어난다. 바로 크리스토퍼 맥두걸의 책 『본 투 런』과 미국 하버드대학교 리버먼 박사의 맨발로 달린 선수가 신발을 신고 운동한 선수보다 부상이 적다는 연구 논문이 발표되면서이다.

『본 투 런』은 아마존닷컴, 〈뉴욕타임스〉에서 43주 연속 베스트셀러 자리를 차지했고, 〈워싱턴포스트〉에서는 2009년 '올해의 책'으로 선정할 만큼 많이 팔렸다. 이 책은 세계 최고의 울트라 마라토너(정규 마라톤 코스는 42.195km이지만, 여기에 나오는 경주는 보통 100km, 150km이다)와 멕시코의 원시 부족 타라우마라족이 벌이는 경주 이야기를 담았다.

미국 울트라 마라토너들의 가장 큰 고민은 가장 비싸고 최고로 과학화된 신발을 신는데도 발에 부상이 잦다는 점이었다. 이에 비해 타라우마라족은 아주 가볍고 얇은 '와랏치'라고 하는 전통적인 신발(소가죽으로 만든 샌들)을 신고 달리지만, 부상을 걱정하지 않았다. 이 두 부류를 오랫동안 비교한 연구 자료를 검토한 저자는 신발에서 그 이유를 찾았다. 결론은 '맨발'이 과학화된 신발보다 부상이 적다는 것이었다. 이에 대한 자세한 내용은 특히 '나이키의 불편한 진실' 편에서 과학화된 신발의 허상을 말한다.

그런데 이 책이 내 비즈니스와 아주 밀접한 관계가 있었다. 우선 크리스토퍼 맥두걸이 '누가 나에게 언제 필맥스 신발을 신어도 되냐?'고 묻는다면 '누구나 항상 신어도 된다고 적극적으로 권하겠다'라고 추천하였다.

그뿐만 아니라 맨발러닝과 신발러닝의 차이점을 비교하면서 맨발로 뛰는 것이 신발을 신고 뛰는 것보다 인체에 대한 충격이 30% 이상 적다는 연구 결과를 유명한 과학 잡지 〈네이처〉에 게재했다. 영국 BBC 등에 출연한 리버먼 박사 또한 필맥스 신발을 대상으로 연구했다.

이처럼 맨발신발의 개발과 인기는 스포츠 과학 연구에서 비롯했다. 주로 발의 생체역학, 맨발 또는 신발 신고 걷기와 달리기의 장점 그리고 전통적 신발이 발과 걸음걸이에 미치는 영향을 연구했기 때문이다.

스포츠 과학 연구에서 주요 포인트는 발의 자연스러운 움직임이다. 인간이 걷고 뛸 때 발이 어떻게 자연스럽게 움직이고, 충격을 흡수하며, 안정성을 제공하는지를 연구해 이를 실제 생활이나 운동에 적용하여 최대의 인체 운동 효율을 찾아내려고 한다. 그리고 그 과정에서 맨발의 자연스러운 움직임이 발과 다리 근육을 더 효과적으로 사용하게 하고, 부상 위험을 줄일 수 있다는 사실을 찾아냈다.

많은 연구에서는 일반적인 신발이 발의 자연스러운 형태와 기능을 제한하며, 특히 두꺼운 쿠션과 좁은 신발코가 발가락의 움직임을 제한하고, 발의 생체 역학을 변형시킨다고 한다.

이 연구 과정에는 맨발로 걷거나 달릴 때 발 착지(발이 땅에 닿는 모습)biomechanics of foot strike의 변화와 그에 따른 잠재적 이점을 연구한 것이 많다. 맨발 달리기가 발뒤꿈치 착지heel striking보다 앞발이나 중앙부 착지mid-foot or forefoot striking를 촉진하며, 이는 무릎과 허리에 미치는 충격을 줄일 수 있다고 제시했다.

또한 맨발 활동이 발 근육을 강화하고, 균형 감각을 향상하며, 발의 구조적 건강을 개선할 수 있음이 연구로 밝혀졌다. 이러한 연구 결과를 바탕으로 출현한 맨발신발은 발의 자연스러운 형태와 기능을 최대한 지원하도록 설계되었다. 얇은 바닥, 넓은 앞쪽 부분, 유연한 재질 등으로 발의 자연스러운 움직임을 허용하면서 동시에 보호와 지지력을 최대한 유지하는 것을 목표로 한다. 이렇게 과학적 근거에 기반한 맨발신발 개발은 많은 사람이 건강하고 자연스러운 걸음걸이를 경험할 수 있게 도와주었다.

그리고 맥두걸과 리버만은 연구 결과를 언론사에 제공하기 전에 핀란드의 필맥스에 그 자료를 보내 감사 인사를 하였다. 필맥스 신발을 판매하는 나로서는 상당한 마케팅 자료를 확보한 셈이다. 2009년을 전후해서 신발업계에서는 '맨발신발barefoot'을 강조하는 제품을 쏟아냈다.

신발의 주된 특성이 barefoot(맨발)이다 보니 나도 맨발로 걷고 달리기를 경험해보지 않을 수 없었다. 그 과정에서 한국에도 맨발 달리기를 하는 사람이 꽤 많음을 알았고, 더구나 맨발로 산을 장거리 달리기하는 울트라 러닝 클럽도 있었다.

이들이 내 신발의 주된 고객이었다. 달리기를 별로 좋아하지 않는 나는 걷기를 체험하기로 결정하고 맨발로 산을 걷기 시작했다. 그런데 혼자 하기는 쑥스럽고 심심해서 네이버의 '맨발걷기 클럽'에 가입해 파주 심학산, 대전 계족산, 서울 대모산과 청계산을 같이 걸었다. 어느 정도 익숙해지면서 혼자 북한산, 수락산, 도봉산을 맨발로 걷기 시작해서 이제는 때때로 산을 맨발로 올라간다.

다음은 맨발신발이 출현한 이후 스포츠계의 변화 양상이다.

자연스러운 운동 방식에 관한 관심 증가 2000년대 초반부터 운동과 피트니스에서 자연스러운 움직임과 전통적인 운동 방식에 관한 관심이 높아졌다. 이는 발의 자연스러운 기능을 최대한 활용하고자 하는 경향과 연결되었다.

달리기 커뮤니티의 변화 달리기 커뮤니티에서는 더 자연스러운 달리기 형태에 대한 탐구가 활발해졌다. 맨발 또는 최소한의 신발을 사용하는 '베어풋 러닝'이 인기를 얻기 시작했는데, 이는 발의 자연스러운 움직임을 촉진하고, 발과 다리의 근육을 강화하는 데 도움이 되는 것으로 여겨졌다.

피트니스 프로그램의 변화 크로스핏CrossFit과 같은 피트니스 프로그램이 인기를 얻으면서 전통적인 운동 기구보다는 신체의 자연스러운 움직임을 중심으로 한 운동 방식이 주목받기 시작했다. 이러한 프로그램들은 발의 강화와 안정성을 중시했을 뿐 아니라 맨발신발의 개발과 사용을 더 강조한다.

효율성과 부상 예방에 관한 연구 맨발신발이 달리기 효율성을 높이고 발목과 무릎 부상을 줄일 수 있다는 연구 결과가 발표되면서 많은 러너와 운동 애호가들이 이러한 신발에 관심을 기울이기 시작했다.

이러한 트렌드는 맨발신발을 단순히 패션 아이템을 넘어 건강과 운동 효율성을 향상하는 실용적 도구로 인식되도록 이끌었다. 달리기, 트레일 러닝, 크로스핏, 요가 등 다양한 활동에서 맨발신발을 많이 사용했으며, 이는 발의 자연스러운 움직임과 전체 신체 건강에 대한 인식을 높이는 데 이바지했다.

맨발신발과
일반 신발 비교

 신발이면 신발이고 맨발이면 맨발이지 맨발신발은 뭐야? 맞다. 맨발신발이라는 단어가 나온 지는 얼마 되지 않았다. 아마도 2017년 언저리가 될 것 같다. 어쩌면 그전에도 그런 단어가 있었을지 모르지만, 적어도 내가 아는 한은 그때쯤이 거의 처음이다. 베어풋 슈즈barefoot shoes라는 신발이 그때쯤 처음 나왔기 때문이다. 내가 경영하던 필맥스에서도 그런 신발을 처음 만들었다.

 2016년쯤 그 아이디어를 처음 핀란드 바이어에게서 들었고, 2017년에 처음 보았다. 2018년에는 부산 국제신발박람회에 처음 가지고 나갔다. 하지만 이름이 같다고 해서 모양이나 용도가 같지는 않다. 일반적으로 맨발신발이라 불리던 신발들의 특징은 다음과 같다.

2018년 전후에는 거의 모든 신발회사에서 자사의 신발이 맨발처럼 편하다거나, 발의 근육을 운동시켜준다는 식의 '맨발처럼 편한 신발'을 출시했다. 하지만 신발업계에서 신발을 신지 않은 듯한 느낌을 강조하는 것은 얼핏 자가당착처럼 보인다. 신발을 신은 듯해야

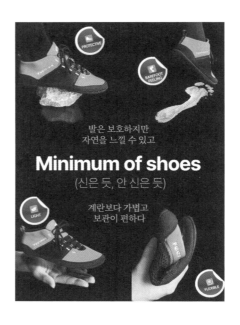

지 벗은 것처럼 편하다니? 또 한편으로 보면 맨발이야말로 인류의 가장 오래된 인체 지지 구조이고 교통수단이기도 하다. 그러면서 인간의 생존에 가장 적합하게 진화한 구조물이다.

그런 면에서 가장 선구자적인 신발업체는 마사이 신발을 개발한 MBT라고 볼 수 있다. 프로스펙스와 르까프가 고유의 브랜드로 나이키와 아디다스에 도전장을 내밀 만큼 품질과 기술력이 뛰어났지만, 결국 스포츠화라는 카테고리를 벗어나지 못해 고전할 때 MBT는 마사이 신발이라는 새로운 카테고리를 들고 시장에 나섰다. 신발의 신조는 '맨발로 걷는 마사이족처럼 걷게 해준

다'는 것이었다.

마사이 신발이 처음부터 시장에서 호응받은 것은 아니지만 건강하게, 활달하게 맨발로 달리는 마사이족의 사진 마케팅을 사용함으로써 크게 성공을 거두었다. 신발을 팔면서 '맨발'과 연결한 최초의 마케팅이다. 하지만 마사이 신발은 구조상 문제점이 드러나면서 점차 쇠퇴의 길을 걷는다.

잠시 공백이 있은 후 이탈리아의 비브람파이브핑거스와 같이 발가락을 드러낸 신발과 핀란드의 필맥스처럼 밑창 두께가 1mm에 불과해 실제로 맨발로 걷는 느낌을 주는 본격적인 맨발신발이 개발되었고, 이후 스포츠 의학계가 이 두 신발을 이용해 각종 임상실험을 한다. 맨발걷기, 맨발 달리기의 인체공학적 효율성과 건강성이 속속 입증되면서 아디다스, 나이키 등에서도 부분적이나마 맨발과 같은 효과를 즐길 수 있다고 하는 운동화를 개발해 마케팅하였다.

현재 맨발신발을 판매하는 업체들은 두 가지 경향으로 나뉜다. 하나는 나이키나 휠라처럼 기존의 운동화적 특성을 그대로 유지하면서 가벼움이나 인체 충격 완화 등 기능성을 강조하는 부류이고 또 다른 하나는 맨발 자체로 걷고 달리는 즐거움을 강조하면서 신발의 기능적 요소를 최대한 제거하고 발 본래의 근육, 뼈, 관절 등의 구조를 그대로 사용하게 하는 신발이다.

결국 모든 신발의 최첨단 과학은 수백만 년 전부터 인간에게 익숙한 '맨발'을 흉내 내려고 여러 가지 방법을 모색하고 있다는 뜻이다. 그렇다면 어째서 신발업계는 '맨발로 걸으라고 하지 않을까?' 하는 의문이 생길 수 있지만, 역시 기업의 속성은 주어진 상황에서 최대한 이익을 꾀하는 것이다. 신발업체가 소비자들에게 맨발로 걸으라고 할 수는 없는 노릇이다.

그뿐만 아니라 현대인이 자연스럽게 걷기에는 환경이 전혀 자연스럽지 못해서 정말로 맨발로 걷기에는 무리가 따르기도 한다. 예를 들면 아스팔트나 콘크리트로 포장된 자연스럽지 못한 길을 무조건 자연으로 돌아가 '맨발'로 걸으라고 강요할 수는 없다. 심지어 산에 가서도 맨발로 걷기에는 자연이 만든 물체가 아닌 인간이 만든 유리병이나 플라스틱 쓰레기에 찔릴 염려가 있다.

결국 신발업계도 나름대로 최대한 맨발을 모방하고자 하지만 아직도 인식이 전환되었다고 할 수 없다. 여전히 과학적 걷기를 표방하는 신발들이 정말로 자연스러운지는 의문이기 때문이다.

이러한 의문에 답하려고 오랜 기간 고민한 핀란드의 한 업체에서 드디어 해답을 내놓았다. '필맥스'라고 하는 가족 기업체에서 '맨발신발'이라는 새로운 개념의 신발을 내놓은 것이다. 이 신발의 개념은 아주 단순하다. 가능한 한 인공적인 요소를 제거해 길을 걸을 때 발이 부상을 당하지 않도록 보호하면서도 최대한 맨

196

발로 걸을 수 있게 하자는 것이다.

'필맥스' 창업주의 아들인 야르노 후아니Jaro Juani가 자기 집 주변의 호숫가를 맨발로 걷다가 모래 위에 찍힌 발자국을 보고 신발을 신고 걸어도 모래 위에 발가락 자국이 찍히는 신발을 처음 떠올렸다고 한다. 하지만 그 신발을 실제로 구현하는 데는 몇 년이 걸렸고, 마침내 두께가 1mm이지만 오랫동안 신고 다닐 수 있을 정도로 강도가 있는 고무창을 개발했다.

그 신발을 처음 본 나는 '이게 신발이야?'라는 놀라움 그리고 그 신발을 같이 팔아보자는 후아니의 제안에 걱정부터 앞섰다. 아니 거부감부터 앞섰다. 하지만 달리 거절할 말도, 줄어드는 양말 비즈니스의 대안도 없었기에 받아들여야 했다.

그러다 앞서 얘기했듯이 부산 국제신발박람회에 맨발신발을 가지고 나갔다가 노신사가 자기가 평생을 들여 꼭 만들고 싶었던 신발이라면서 이런 신발을 만들어줘 고맙다며 꼭 성공할 거라고 해준 덕담 덕분에 나는 맨발신발에 확신을 갖게 되었다.

이제는 사람들도 획일적인 삶의 가치보다는 개성과 개인의 영성을 추구하듯이 시장도 다양화해지고 신발도 다양해지고 있다. 이런 트렌드에 힘입어 맨발신발 시장은 일시적으로 '폭발하듯이'가 아닌 '점진적' 발전을 이루어갈 것이다.

기능성 신발의 지향점, 맨발

"비바미 신발은 어떤 기능성이 있어요?"

사람들이 물으면 나는 기능성을 최대한 뺀 것이 비바미 신발의 기능성이라고 대답한다. 한동안 거의 모든 신발회사에서 맨발신발을 내놓았고, 신발들이 하나같이 내건 모토는 '맨발'로 걷는 느낌과 효과를 최대한 내게 하면서 바른 보행 자세를 유지하게 해준다는 것이었다. 심지어 맨발로 걸을 때 발산되는 세로토닌까지 분배하게 해준다고 했다.

이런 경향을 '신발의 최소주의minimalism, 자연주의naturalism'라고 한다. 결국 모든 신발의 최첨단 과학은 수백만 년 전부터 인간에게 익숙한 '맨발'을 흉내 내려고 여러 가지 방법을 모색하고 있다는 뜻이다.

맨 처음 필맥스의 맨발신발은 밑창 두께가 1mm, 무게는 일반 신발의 절반 정도밖에 안 되어 켤레당 250g에 불과했다. 실제로 신고 걸어보면 낙엽의 바스락거리는 느낌을 느낄 뿐만 아니라 그 두께까지도 짐작할 수 있다. 아직 맨발에 익숙하지 않은 소비자를 위해 밑창을 넣어두기는 했지만, 그마저도 없애면 땅바닥의 시원한 감촉마저 기분 좋게 느껴진다.

의류 과학의 가장 큰 목적이 입지 않은 듯한 편안함을 유지하면서 외부로부터 신체를 보호하는 것이듯이 신발 과학의 목적도 '신지 않은 듯이 맨발로 걷는 자세'를 유지하는 것이다. 그러기 위하여 신발은 대단한 발전을 이룩했다. 그러나 그 모든 발전에도 불구하고 신발 발전의 최종단계는 '맨발'이고 이제는 그 최종 목적지에 다가가고 있는 느낌이다.

과학의 발전이 속도를 더해감에 따라 신발의 용도도 빠른 속도로 다양해지고 있다. 얼마 전까지만 해도 신발은 그저 운동화면 만족했는데, 이제는 등산화, 러닝화, 워킹화, 정장용 등 종류가 많아졌다. 게다가 더욱 세분되고 있다. 예를 들면 등산화도 중등산화, 경등산화, 트레킹화가 있고, 정장용도 까만색 한 켤레에 불과하던 것이 이제는 양복의 색상과 분위기에 따라 2~3켤레는 보통이 되었다.

이렇게 다양해지는 신발의 기능성이 공통으로 지향하는 점은 바로 '맨발'과 같은 편안함과 건강성이다. 고급 재료를 썼다는 것 자체가 광고의 포인트이고, 그를 이유로 고가를 지향하던 신발 마케팅 시대는 과거로 흘러가고 있다. 그중에서도 신발의 최소주의를 대표하는 두 기업으로 한국의 비바미와 미국의 비브람이 있다.

'신발의 최소주의'는 미국의 마라톤과 조깅계에서 나온 말이다. 신발을 신고 뛰거나 걷는 것이 실제로는 도움이 되기는커녕 불편하고 부상을 줄이지 못하자 이제는 맨발로 뛰거나 최소한 맨발과 같은 신발을 신고 뛰겠다는 사람들이 나오면서 생겨난 말이다.

비바미는 부드러운 고무 밑창이 3mm에 불과하지만, 마라토너들이 800km 이상을 뛰고 달릴 정도로 강한 것이 특징이며, 발가락양말처럼 신발도 다섯 발가락이 드러나 있다. 일반적으로 마라톤 신발은 400~500km를 달리면 마라톤화의 기능을 다한 것으로 본다.

두 회사의 공통 마케팅 포인트는 '현존하는 최고의 맨발과 같은 신발'이라는 것이다. 하지만 마케팅 방법은 달라서 비브람은 맨발걷기의 건강성은 물론 척추 질병 예방에 효과적임을 증명할 의학적 근거를 많이 발굴하고, 권위 있는 하버드대학교의 리버만 박사나 150km 이상을 맨발로 달리는 울트라 마라토너들을 지원하는 데 중점을 두고 있다.

필맥스는 마라톤보다 생활 명상에 초점을 두고 자연과 합일한 웰빙을 강조하고 있다. 그래서 신발의 개발 방향도 가급적 자연을 최대한 느낄 수 있도록 하는 데 초점을 맞추고 있다. 필맥스는 소재를 더욱 강화하는 작업이 완료되어 지금보다 더 얇으면서 더 강화한 제품을 다음 시즌에 출시할 예정이다.

어느 과학적 신발보다도 '맨발과 유사함'을 똑같이 강조하는 두 신발업계가 지향하는 바는 완전히 다르다. 비브람은 150km 이상을 달리는 울트라 마라토너들에게 마케팅의 포인트를 두고 있다. 반면에 필맥스는 '틱낫한 스님'과 같은 '걷기 명상'에 중점을 두면서 올레길·둘레길을 걷는, '생활체육'을 즐기는 사람들에게 중점을 두고 있다. 신발의 최소주의를 주장하면서 이처럼 지향하는 바가 하늘과 땅처럼 다를 수 있는 것이 '맨발같음'에 대한 두 회사의 다른 해석을 보여주는 듯하다.

비바미 맨발신발만의
특징

현대 신발의 모순은 기능성이 좋아지고 다양해질수록 인간의 발 본래의 기능성이 사라진다는 것이다. 그래서 신발에서 기능성은 최대한 빼고 오로지 땅 위의 유해물로부터 발을 보호하는 최소의 기능성만 있는 것이 비바미 신발이 주장하는 기능성이다. 인체에는 뼈가 총 206개 있는데, 그중에서 52개가 양쪽 발에 있다. 그리고 발바닥은 인체 면적의 5%에 불과하지만, 인체 전체 신경의 약 20%가 발에 있다.

이렇듯 발에 뼈가 많은 덕분에 뼈, 근육, 인대, 신경이 유기적으로 연결되어 사람이 걷거나 뛸 때 몸무게를 견디고 충격을 최소화하면서 장거리를 이동할 수 있다. 이런 발의 구조에 어떤 것을 덧대어도 오히려 인간의 지속적인 활동성을 제한한다. 비바미 신발의 기본 개념은 신었지만 신지 않은 것 같은 느낌을 주는 것이다.

제주도에 올레길이 만들어진 이후 각 지방자치단체에 '걷는 길'을 조성하는 바람이 불었다. 사람들이 올레길 걷기에 열광적으로 참여했기 때문이다. '제주 올레길'은 이제 걷는 사람들에게는 제주 일주를 하면서 꼭 걸어보고픈 길이 되었다.

이렇듯 제주 올레길이 성공한 요인은 무엇일까? 첫째, '걷는 길'이라는 개념을 처음 만들었다. 둘째, 자연 친화적이고 제주도의 풍광을 따라가는 길이 아름다웠다. 셋째, '스페인의 카미노'에 대한 환상을 불러일으켰다. 이제 올레길은 수많은 '걷는 길'의 원조로 명성을 즐기고 있다.

사람들은 진정한 걷기의 즐거움을 느끼려 더 많은 기회를 찾기 시작했다. 그 결과 지리산 둘레길, 북한산 둘레길 등 수많은 지방자치단체의 걷는 길이 생겨났다. 자동차를 타지 않고 걸으면 산길, 바닷길, 숲길, 자갈길, 돌길, 모래사장 등 다양한 길의 형태를 골고루 맛볼 수 있다.

산을 주제로 하면 계곡과 숲길을 즐길 수 있고, 멋진 바다의 풍광에 파도를 발로 차면서 걸을 수 있듯이, 각각의 길은 모두 다른 모양을 하고 있다. 길마다 주변 환경뿐만 아니라 땅을 이루는 구성 요소도 다르다.

하지만 밑창이 두껍고 딱딱한 신발은 지면이 주는 충격에서 발을 보호하고 운동성을 높일 수 있을지언정, 그 길들이 주는 세세한 굴곡과 따가움, 간지러움은 알 수 없다. 그런 길을 등산화나 워킹화를 신고 간다면 과연 다른 숲길을 걷는 것과 무슨 차이가 있을까?

사람들은 단지 눈으로만 느낄 수 있고 발은 여느 길과 다른 차이를 느끼지 못한다. 비록 발로 땅을 딛고 서 있기는 하지만, 두꺼운 밑창과 쿠션으로 서울의 아스팔트 길을 걸으나 제주도의 둘레길을 걸으나 효과는 같은 셈이다. 기본적으로 기존의 신발은 진정으로 맨흙으로 조성된 올레길이나 둘레길을 체험하기에는 개념이 다르다고 할 수 있다.

현재 주요 신발 대기업에서 발매하는 신발은 '파워워킹'을 전제로 한 운동용 신발이다. 즉, 자연을 천천히 음미하면서 걷는 용도라기보다는 팔과 다리를 율동적으로 움직이면서 최대한 운동효과를 내려는 것이다.

발은 단순히 가고 서는 이동 수단일 뿐 아니라 감각기관이기도 하다. 손으로 만져서 물체의 감촉이나 온도를 느끼듯이, 발도 걷고 뛰면서 자극을 받아 이에 대한 정보를 뇌로 전달한다. 뇌가 이 정보를 바탕으로 땅의 지형을 정확하게 파악하면서 신체의 균형 감각을 키우고, 신경마다 연결된 인체의 각 기관에 적절한 정보가 전달된다.

원래 사람은 자연 일부였고, 자연을 껴안듯이 온 발로 길을 걸었다. 이제는 사람들이 그런 식의 걷기를 희구한다. 단순히 이 지점에서 저 지점으로 갔다는 것이 아니라 그 사이에 있는 하나하나를 만져보고 느껴보고자 하는 여행이 점차 많아지고 있다. 그리고 그것이 신체 건강뿐만 아니라 정신 건강에도 좋다는 것을 우리는 이미 알고 있다.

먹거리 쪽에서 불고 있는 슬로푸드 열풍이 이제는 레저 분야에서도 서서히 바람을 일으키고 있다. 걷기는 아무런 제약이 없고 이루고자 하는 목표가 없는 레저이다. 올림픽의 구호처럼 '더 높이, 더 빨리, 더 멀리'에 지쳐버린 현대인에게 '올레길, 둘레길 걷기'처럼 매력적인 시간 보내기는 없다. 천천히 가고 싶은 곳을 갔다가 오는 게 전부다. 가벼운 마음으로 걷는 길의 의미나 자연을 느끼려고만 하면 된다. 고갈되어가는 인간성을 회복하는 '영성 회복' 트렌드다. 그리고 그 결과는 슬로푸드처럼 슬로 헬스로 나타나고 있다.

그런데 신발 장사는 더 어려워졌다. 이전에는 그저 한 가지 신발만 줄기차게 만들어내면 되었지만 이제는 신발을 신지 않은 듯한 느낌까지 들어야 한다. 게다가 신발의 용도가 걷고 뛰는 것뿐만 아니라 땅의 따스함과 딱딱함까지 발에 전달하기를 바란다. 소비자들은 신발을 신고 걸으면서도 맨발인 것처럼 걷기를 원한다. 이건 신발 장사로서는 대단한 모순이다. 그런데도 그 모순의 합일점을 어느 정도 찾아낸 것이 바로 비바미 신발이다.

맨발신발을 사용할 때
주의점

　맨발신발을 신는 것이 여러모로 좋지만 자신의 신체적 특성을 고려해야 함은 당연하다. 맨발신발 또는 최소주의 신발은 앞부분이 넓고 밑창이 유연하며, 가볍고 발꿈치 높이가 없으며, 발가락 스프링toe spring이 없다. 밑창은 딱딱한데 발 앞부분이 편평하면 걸을 때 발가락이 구부러져 자연스럽게 걷는 발의 기능을 제한한다. 그래서 보통 신발은 발 앞부분을 어느 정도 굴곡을 주어 걸으면서 발가락이 움직이지 않더라도 발목의 움직임을 어색하지 않게 하는데, 이를 토 스프링toe spring이라고 한다.

　걷거나 달릴 때 땅바닥을 접지하는 형태도 맨발과 굽이 있는 운동화를 신었을 때 다르다. 최소주의 신발은 달리는 형태의 변화와 밀접한 관련이 있음을 이해하는 것이 매우 중요하다. 이 신발의 밑창은 얇고 유연해서 발로 땅을 세게 두드릴 수 없다.

　기존의 운동화에서 최소주의 신발 또는 맨발신발로 전환하는 사람은 대부분 땅을 디딜 때 발생하는 발뒤꿈치 타격 대신 몸 바로 아래에서 발생하는 앞발 또는 '중족'(즉, 발 전체)으로 땅을 닿는다. 앞발 또는 발바닥이 먼저 땅에 닿으면 맨발이나 미니멀한 신발을 신고 달릴 때 발과 하지에서 경험하는 지면 반력을 분산한다. 그리고 발뒤꿈치 높이가 있는 신발에서 '제로 드롭' 플랫폼으로 이동하면 아킬레스건에 상당한 부담이 가해질 수 있으며, 특히 처음에는 이를 과도하게 사용하면 신체의 이 부분에 손상과 통증을 유발할 수 있다.

　이런 부작용을 예방하려면 기존의 신발에서 맨발신발로 바꿀 때 어느 정도 적응 기간을 갖는 것이 좋다. 맨발신발을 신고 걷거나 운동을 하다가 무리다 싶거나 통증이 느껴지면 잠시 쉬거나 신발을 바꾸어 신고 운동하는 게 좋다. 대부분의 건강 측면과 마찬가지로 새롭고 자연스러운 접근 방식으로 전환할 때는 항상 주의를 기울이고 지나친 운동은 자제하는 것이 좋다. 어차피 우리의 발과 몸은 놀라울 정도로 적응력이 뛰어나서 적절하게 치료하면 이전보다 더 강하게 된다.

맨발신발 사용 시 주의사항

점진적인 적응 기간 전통적인 신발에서 맨발신발로 전환할 때 발과 다리 근육이 새 신발에 적응하는 데 시간이 필요하다. 갑작스럽게 장시간 사용하기보다는 점진적으로 착용 시간을 늘려가는 것이 좋다.

적절한 활동 선택 모든 활동이 맨발신발에 적합한 것은 아니다. 예를 들어, 매우 거친 지형, 바닷가 모래사장, 무거운 짐을 진 장시간 산행에서는 발을 충분히 보호해주지 못할 수 있으므로 활동의 종류에 따라 신발을 선택하는 것이 좋다.

발의 상태 체크 맨발신발을 착용하면서 발에 통증이나 불편함이 생기지 않는지 수시로 확인한다.

적절한 크기와 핏 맨발신발은 발가락이 자유롭게 움직일 수 있도록 충분한 공간이 필요하다. 따라서 신발 크기와 형태가 개인의 발 모양과 맞는지 확인하는 것이 중요하다. 비바미의 경우 신발을 신었을 때 신발 안에서 공간이 1.5~2cm 여유 있게 고르라고 하는데, 이는 다소 크다고 느껴지는 정도다. 그래야 신발 안에서 발가락이 충분히 움직일 공간이 확보된다.

기술적 측면 고려 특히 달리기와 같은 활동에서는 착지 방식과 발의 움직임이 변할 수 있다. 맨발신발을 사용할 때는 발의 착지 방식과 보행 패턴을 의식적으로 관찰하고 필요한 경우 조정하는 것이 좋다. 자기 신발 굽이 어느 쪽이 더 빨리 닳는지를 보면 걷는 모습이나 습관을 대략 파악할 수 있다.

이러한 주의사항을 염두에 두고 맨발신발을 사용하면 발의 건강과 자연스러운 움직임을 향상하는 데 도움이 될 수 있다. 그러나 발이나 다리에 지속적인 통증이나 불편함이 있다면 전문가의 조언을 구하는 것이 중요하다.

비바미 신발의 사례

한 번도 안 신은 사람은 많아도 한 번만 신는 사람은 없다.

오늘 클릭한
비바미 발볼넓은 와이드
캔버스 운동화 수행화
42,000원 ☁3,000원
비바미필맥스 ⓝpay +
구매 256 · 리뷰 557 · 찜 133

오늘 클릭한
비바미 필맥스 운동화 어
싱 슈즈 접지 신발
68,000원 ☁3,000원
비바미필맥스 ⓝpay +
구매 469 · 리뷰 587 · 찜 378

위의 그림은 네이버 쇼핑몰에서 비바미 신발의 리뷰가 달린 건
수를 보여준다. 여러 신발이 있지만 두 모델의 리뷰만 1,000건이
넘는다. 독자들도 검색해보면 알겠지만 비바미 신발에 대한 안 좋
은 이야기는 거의 없다. 대체로 처음에는 이상했는데 막상 신으면
신을 만하고, 신으니까 좋더라는 이야기가 주류다.

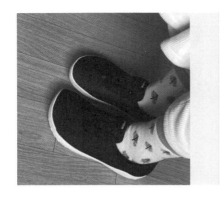

특히 무지외반증, 족저근막염이나 지간신경종이 있는 사람들
은 병원에서 권해서 신는다는 경우도 많다. 이런 증상은 보통 발
가락 움직임이 부자연스럽거나 발가락이 지나치게 모아져 발의
기능과 신경 등이 질병을 일으켜 생긴다. 그런데 이런 증상은 신
발만 바꾸어 신어도 자연치유되기도 하는데, 그런 신발이 바로 발
가락을 쫙쫙 펴주기 때문이다.

족저근막염, 무지외반증, 지간신경종과 같은 족부 질환은 발
볼이 좁은 현대 신발 때문에 후천적으로 발생하는 경우가 많다.
이 문제는 현대 신발이 발의 자연스러운 형태와 기능을 제한하
며 발의 정상적 움직임을 방해하기 때문에 생긴다. 그런데 맨발
걷기를 하거나 발볼이 넓은 신발을 사용하는 것은 발의 자연스러
운 형태와 기능을 촉진한다. 발볼이 넓은 신발은 발가락이 자연
스럽게 펴질 수 있도록 하여 발과 발가락의 정상적인 기능을 지

원하고 족저근막염, 무지외반증, 지간신경종 같은 질환의 위험을 줄일 수 있다.

현대 신발, 특히 발볼이 좁은 신발은 발가락을 압박해 발의 구조를 변형시키는데, 이로써 발의 자연스러운 균형과 지지력을 방해하며, 발과 발목 주변의 근육·힘줄·인대에 부정적 영향을 준다. 반면, 발볼이 넓은 신발은 발가락에 충분한 공간을 제공해 발의 균형과 지지력을 유지할 수 있도록 돕는다.

족부 외과, 정형외과 등 병원에서 발볼이 넓은 신발을 권장하는 이유는 이런 신발이 발의 자연스러운 형태를 지원하고 발과 발가락이 제대로 움직이게 함으로써 족부 질환의 발생 위험을 줄이고 이미 발생한 질환의 증상을 완화할 수 있다고 인정하기 때문이다. 그래서 발볼이 넓은 신발을 선택하는 것은 발의 건강을 유지·증진하는 중요한 방법이다.

비바미는 이런 기능에 초점을 맞추어 10년 가까이 맨발에 가장 가까운 신발을 만들고자 노력하고 있고, 실제로 많은 고객의 호평을 받고 있다. 인터넷으로 비바미, 필맥스 신발을 검색하면 수많은 글이 올라오며 네이버, 쿠팡, 11번가 등 인터넷 쇼핑몰에 올라 있는 구매 후기가 건강에 좋음을 증명하고 있다.

9장

한국에서 맨발걷기가
유행하는 이유

현대 한국인은 다양한 매체와 디지털 플랫폼을 통해 정보에 쉽게 접근할 수 있는 정보의 바다에서 살고 있다. 이런 환경은 새로운 건강과 생활방식 동향, 예를 들어 맨발걷기와 같은 움직임이 빠르게 주목받고 널리 퍼질 수 있는 기반이 된다.

한국은 참 특이한 나라다. 집 안에서 신발을 벗고 사는 거의 유일한 나라일 것이다. 가까운 일본도 신발을 벗지만 대체로 버선과 같은 양말을 신고 생활한다. 단시일에 이렇게 맨발걷기가 전국적으로 유행하게 된 데는 다른 나라와 다른 한국만의 문화도 있다.

한국의 자연 친화적 문화와 맨발걷기

한국에서 맨발걷기의 인기는 깊은 자연 친화적 문화, 근원적인 자연성 회귀에서 비롯한다. 이는 현대 사회에서 자연과 동떨어진 삶을 사는 인간이 본연의 자연스러운 상태로 돌아가려는 욕구를 반영한다. 한국 문화는 오랜 역사에서 자연과 조화를 중요하게 여겼고, 이러한 전통은 현대에도 그 가치를 유지하고 있다. 한국의 전통적 생활방식에서는 신발을 벗고 생활하는 경우가 많았다.

예를 들어, 한옥에서는 실내에서 신발을 벗고 생활하는 것이 일반적이었으며, 사찰에서도 신발을 벗고 예배를 드린다. 이러한 관습은 집이나 사찰과 같은 공간에서 순수함과 청결함을 유지하는 방법으로 오랫동안 자리 잡아왔다. 신발을 벗고 생활하는 한국인의 습관은 자연스럽게 신체와 자연 또는 신체와 공간 사이의 직접 접촉을 중시하는 생활 습관을 만들어왔다.

맨발걷기는 이러한 문화적 배경과 잘 어우러지면서 자연과 직접 접촉해 자연 친화적 생활방식을 실현한다. 건강과 웰빙에 관심이 증가함에 따라 자연을 중심으로 한 건강관리 방법이 인기를 얻고 있다. 맨발걷기는 신체적·정신적 건강에 다양한 이점을 제공하는 것으로 인식되며, 이것이 한국에서 맨발걷기의 인기에 기여하고 있다.

한국의 자연 친화적 문화를 설명할 때 이어령 선생님이 말씀하신 정원 문화가 있다. 한국과 중국, 일본의 정원은 각각 독특한 특징이 있는데, 중국 정원은 대체로 기하학적 구조와 인위적 요소를 강조한다. 일본 정원은 조화와 균형을 중시하면서도 일정한 정돈과 조형미를 보여준다. 이에 비해 한국 정원은 자연스러움과 소박함을 추구하며, 가능한 한 사람의 손길이 덜 느껴지는, 자연 그대로를 유지하는 것을 최고로 여긴다. 이는 자연을 있는 그대로 존중하고 조화롭게 어우러지려는 한국 문화에서 나왔다.

이러한 자연과 조화를 중시하는 문화적 배경은 맨발걷기에 대한 태도에도 영향을 미쳤다. 맨발걷기는 자연과 더 직접 연결되어 있으며, 지면과 물리적으로 접촉해 자연과 교감을 극대화한다. 한국의 자연 친화적 문화에서는 이런 맨발걷기가 자연과의 조화와 연결성을 강화하는 방법이라고 할 수 있다.

자연 친화적인 한국에서는 맨발걷기에 대한 거부감이 다른 문화권보다 상대적으로 덜하다. 자연을 존중하고 자연 그대로를 사랑하는 문화적 가치가 맨발걷기를 받아들이는 데 이바지하는 것으로 해석할 수 있다. 현대에 이르러 이러한 전통적 가치는 맨발걷기라는 형태로 재해석되고 확장되어 맨발로 걷는 행위는 단순한 건강 증진 방법을 넘어 자연과 깊은 연결을 추구하는 문화적 실천으로 인식되었다.

이와 더불어, 이런 문화적 배경은 한국인이 맨발걷기를 다른 어느 나라 사람들보다 더 쉽게 받아들여 일상생활에 통합하는 데 도움을 주었다. 결국 이 관습이 현대 한국 사회에서 맨발걷기가 유행하는 데 중요한 역할을 했으며, 이제는 맨발걷기가 전통과 현대성이 어우러진 독특한 문화 현상으로 자리 잡았다.

의료지식의 탈전문화

맨발걷기의 높은 인기에는 의료지식의 탈전문화가 중요한 역할을 하고 있다. 인터넷과 소셜 미디어의 발달로 일반인도 의료 정보를 쉽게 접하게 되었으며, 이는 맨발걷기와 같은 대체 건강법 관련 정보를 사람들이 쉽게 얻고 실천해볼 기회를 제공한다. 의료지식의 탈전문화로 개인은 자신의 건강을 스스로 관리하는 능력이 향상되었다.

인터넷과 소셜 미디어의 확산으로 의료 정보의 접근성 증가

맨발걷기가 발과 건강 전반에 미치는 긍정적 영향에 대한 정보가 널리 퍼지면서 더 많은 사람이 이를 시도하게 되었다. 또한 전통적인 의료 체계에 관한 질문과 함께 대체 건강관리 방법에 관심이 높아지면서 맨발걷기는 이런 대체 건강법의 하나로 인기를 얻고 있으며, 전통적인 의학에 대한 대안으로 여겨지고 있다.

의료 전문가들도 소셜 미디어와 온라인 플랫폼을 활용해 일반 대중과 소통하고 있다. 이런 상호작용은 맨발걷기와 같은 건강관리 방법에 대한 다양한 시각을 제공하며, 이로써 더 넓은 인식 변화를 가져온다. 인터넷과 소셜 미디어의 확산에 따른 의료 정보의 접근성 증가는 현대 사회에서 중요한 현상으로, 특히 한국에서 맨발걷기와 같은 건강 관련 활동의 인기 증가에 큰 영향을 미치고 있다.

첫째, 인터넷과 소셜 미디어의 발달은 정보의 장벽을 낮추었다. 과거에는 의료 정보에 주로 전문가나 의료기관을 통해서만 접근할 수 있었다. 하지만 현재는 인터넷을 이용해 최신 의학 연구 결과부터 일상적인 건강 팁에 이르기까지 광범위한 정보를 쉽게 얻을 수 있다. 이러한 변화는 특히 건강에 관심이 많은 대중에게 다양한 선택지와 지식을 제공한다.

둘째, 소셜 미디어는 건강 정보의 전달 방식을 변화시켰다. 전통적인 의료 정보 전달 방법은 일방적·권위적인 경향이 있었다. 그러나 소셜 미디어는 상호 작용적이고 사용자 중심적인 정보 전달을 가능하게 한다. 예를 들어, 맨발걷기에 대한 개인 경험이나 후기가 온라인 커뮤니티나 SNS로 공유되면서 사람들은 다른 이들의 경험을 바탕으로 정보를 평가하고 자신에게 맞는 방법을 선택할 수 있다.

셋째, 정보의 확산은 건강에 대한 인식을 넓히고, 새로운 건강 관련 트렌드의 형성을 촉진한다. 예를 들어, 맨발걷기와 같은 자연 치유법이나 대체의학에 관심이 증가하고 있다. 이는 전통 의학이 제공하지 못하는 대안적인 건강관리 방법에 대한 수요가 증가하고 있음을 반영한다.

넷째, 소셜 미디어는 건강 정보의 확산 속도와 범위를 확장했다. 한 사람이 올린 건강 관련 게시물이 빠르게 많은 사람에게 전파될 수 있으며, 이는 건강 트렌드의 급속한 확산을 가능하게 한다. 맨발걷기가 건강에 좋다는 메시지가 빠르게 확산되면서 한국에서 이러한 활동에 관심이 급증하게 된 것도 이런 맥락에서 이해할 수 있다.

이처럼 인터넷과 소셜 미디어의 확산은 의료 정보의 접근성을 높이고, 건강에 대한 대중의 인식을 넓히며, 새로운 건강 트렌드의 형성과 확산에 중요한 역할을 한다. 이는 한국에서 맨발걷기와 같은 건강 관련 활동이 대중화되는 데 큰 영향을 미치고 있으며,

건강관리에 대한 사람들의 접근 방식을 변화시키고 있다.

서울 중앙대학교 병원의 소셜 미디어 활용 사례는 건강 정보 전달 방식의 변화를 잘 보여준다. 이 병원은 다양한 SNS 채널을 활용해 환자와 고객에게 온라인 서비스를 제공하고 있다. 예를 들어, 유튜브 채널에는 의료진이 질병 상담을 하는 장면을 담은 동영상을 제공하고, 페이스북과 트위터에서는 건강 관련 정보와 의료 소식을 공유한다. 이러한 소셜 미디어 활용은 전통적인 의료 정보 전달 방식을 넘어 환자와 직접 소통하고 상호작용을 가능하게 하며 건강 정보 접근성을 크게 높이고 있다

취득한 정보를 활용한 자기 주도적 건강관리

인터넷이 전 세계인의 자기 주도적 건강관리를 촉진한 것이 맞기는 하지만, 유난히 한국 사회에서 맨발걷기가 다른 나라보다 빠르게 확산한 것은 정보가 넘쳐나는 사회의 특성과 한국인들의 정보 해석·응용 능력이 뛰어난 데에 기인한다. 현대 한국인은 다양한 매체와 디지털 플랫폼을 통해 정보에 쉽게 접근할 수 있는 정보의 바다에서 살고 있다. 이런 환경은 새로운 건강과 생활방식 동향, 예를 들어 맨발걷기와 같은 움직임이 빠르게 주목받고 널리 퍼질 수 있는 기반이 된다.

개인 경험에서도 맨발신발과 어싱 신발을 판매하며 이러한 경향을 명확히 볼 수 있다. 소비자들은 제공된 정보를 단순히 받아들이는 것을 넘어 그 정보를 자신만의 방식으로 해석하고 응용한다. 이는 한국인이 비판적 사고를 바탕으로 정보를 선별하고, 자신의 필요와 상황에 맞게 적용하는 능력이 뛰어나다는 것을 보여준다.

특히 맨발걷기나 어싱 신발과 같은 새로운 개념에 대해서는 소비자들이 단순히 유행을 따르기보다 그 배경에 있는 과학적 근거나 건강상 이점을 심도 있게 이해하려는 모습을 보인다. 이러한 접근 방식은 제품에 대한 깊은 이해와 그것을 자기 삶에 어떻게 적용할지에 대한 심사숙고로 이어지며, 결국 더 의미 있는 소비를 결정하는 데 도움을 준다.

한국 사회의 이러한 특성은 맨발걷기가 단순한 유행을 넘어 건강과 웰빙에 대한 깊은 관심과 연결되어 있음을 보여준다. 정보의 홍수 속에서도 유용한 지식을 선별하고, 이를 자신의 생활에 적용하는 과정은 한국인이 건강한 생활방식을 추구하는 방식에서 통찰을 제공한다. 이는 또한 한국 사회가 정보를 바탕으로 새로운 트렌드를 빠르게 수용하고, 이를 자기 것으로 만드는 능력이 얼마나 발전했는지를 잘 보여주는 사례다.

결론적으로 한국 사회에서 맨발걷기의 빠른 유행은 정보에 대한 높은 접근성과 소비자들의 능동적인 정보 활용 능력이 결합한 결과로 볼 수 있다. 이러한 현상은 정보 기반 사회에서 새로운 트렌드와 생활방식이 어떻게 탄생하고, 빠르게 확산할 수 있는지에 대한 흥미로운 사례를 제공한다. 한국 사회의 맨발걷기 유행은 단순한 건강 추구 움직임을 넘어 정보와 지식을 바탕으로 한 새로운 생활방식의 모색과 수용을 보여주는 현상이다.

의료 전문가에 대한 의존도 감소 ——

현대 사회에서 정보에 대한 접근성이 좋아지면서 건강에 관한 자기 주도적 관리가 중요한 트렌드로 자리 잡고 있다. 이는 개인이 인터넷과 소셜 미디어로 얻은 건강 정보를 바탕으로 자신의 건강을 스스로 관리하는 것을 의미한다. 온라인 건강 커뮤니티와 포럼은 건강 관련 지식을 공유하고 조언을 구하는 장소로, 여기서는 당뇨병 환자들이 식단 관리나 운동 요법에 대한 정보를 교환하고 자기 생활에 적용하는 예를 볼 수 있다.

웨어러블 기기는 건강 상태를 모니터링하고 관리하는 데 큰 도움을 준다. 스마트 워치나 피트니스 추적자로 얻은 데이터를 분석해 운동 계획을 조정하거나 수면 습관을 개선하는 방식이 이에 해당한다. 모바일 건강 애플리케이션 또한 중요한 역할을 한다. 열량 계산, 운동 기록, 스트레스 관리 등을 위한 앱이 자기 주도적 건강관리를 돕는다.

나만 해도 손목시계처럼 생긴 스마트 워치를 이용해 고혈압과 체질량을 지속적으로 관리하며 꾸준히 운동하고 있다. 스마트 워치에는 다양한 운동량 측정 기능도 들어 있다. 따라서 나는 내게 특화된 건강진단을 매일 받는 셈이다.

이처럼 개인화된 건강 정보 탐색도 중요한 요소다. 사람들은 자신의 특정 건강 상태나 관심사에 맞춰 온라인에서 정보를 검색함으로써 건강관리에 필요한 지식을 얻는다. 예를 들어, 임산부나 고혈압 환자는 각자 상태에 맞는 식단이나 생활 습관에 대한 정보를 찾는다. 이런 자기 주도적 건강관리 추세는 기술의 발전과 정보의 접근성 증가가 개인에게 더 많은 자원과 도구를 제공함으로써 생겨난 현상이다. 건강관리 책임을 개인에게 부여하는 이런 현상은 건강에 대한 개인의 인식을 높일 뿐 아니라 더 효과적인 건강관리 방법을 모색하게 한다.

그러나 이러한 변화는 의료 전문가의 중요성을 완전히 대체하는 것이 아니라 좀 더 협력적이고 정보에 입각한 건강관리 접근 방식으로 변화하는 것을 의미한다. 또한 의료지식의 탈전문화는 실증적 증거와 개인적 경험을 중시한다. 맨발걷기의 이점에 관한 과학적 연구 결과와 개인적 체험담이 공유되면서 이 운동에 대한 신뢰성과 인기가 증가하고 있다.

이런 방식으로 의료지식의 탈전문화는 맨발걷기의 인기에 크게 기여하고 있다. 사람들은 전문가가 아니더라도 건강에 대한 정보를 쉽게 얻고, 이를 바탕으로 자신에게 맞는 건강관리 방법을 선택하고 있다. 이러한 경향은 맨발걷기와 같은 대안적 건강관리 방법의 확산에 중요한 역할을 하고 있다.

온라인화된 사회적 지지
네트워크의 발달

신발 장사를 하면서 KSNS 또는 스본스도라는 대체의학에 푹 빠졌다. 그리고 맨발로 걸은 지 10여 년이 되면서 걷기 클럽에도 가입했다. 밴드도 있고 카페도 있다. 한국 사회에서 무언가를 하려면 이미 그 분야에 있는 많은 사람을 만나야 하는데, 이런 인터넷 동호회는 그야말로 큰 힘이 된다. 격려해주고 정보도 줄뿐더러 자기 지인을 기꺼이 소개해준다.

이러한 사회적 지지 네트워크는 개인의 정서적·심리적·물리적 웰빙에 중요한 역할을 하는 사회적 연결의 집합체다. 이 네트워크는 가족, 친구, 동료, 지역사회 구성원 등 다양한 관계로 이루어져 있으며, 개인에게 위기 상황이나 일상생활에서 필요한 지지를 제공한다.

사회적 지지 네트워크의 의미

사회적 지지는 크게 정서적 지지, 정보적 지지, 물질적 지지, 평가적 지지로 나뉜다. 정서적 지지는 사랑, 신뢰, 공감으로 타인과 정서적 유대를 강화한다. 정보적 지지는 조언, 정보, 지식의 공유로 문제 해결에 도움을 준다. 물질적 지지는 자원이나 금전적 지원을 제공해 생활의 어려움을 완화한다. 평가적 지지는 자아 존중감을 강화하고 자기 평가를 개선하고자 피드백이나 인정을 제공한다.

사회적 지지 네트워크의 중요성은 여러 사회 심리학적 연구로 입증되었다. 강력한 사회적 지지 네트워크를 갖춘 개인은 스트레스와 우울증을 더 잘 이겨내고, 전반적인 심리적 건강 상태가 더욱 우수하며, 심지어 물리적 건강도 좋은 것으로 나타났다. 이러한 네트워크는 개인이 겪는 어려움을 분담하고 줄이는 데 도움을 줄 수 있다.

하지만 사회적 지지 네트워크가 단순히 존재한다고 해서 충분하지는 않다. 이 네트워크의 효과는 활성화되고 유지되는 정도에 따라 달라진다. 이를 위해서는 정기적 소통, 공감과 이해, 상호 존중의 태도가 필요하다. 또한 지지 네트워크 내에서 주고받는 관계는 상호적이어야 하며, 한쪽이 지나치게 의존하거나 이용하는 관계는 피해야 한다.

사회적 지지 네트워크는 개인뿐만 아니라 공동체의 건강과 웰빙에도 중요하다. 공동체 내에서 강력한 사회적 지지 네트워크를 구축하고 유지하는 것은 모든 구성원의 삶의 질을 향상하는 데 이바지할 수 있다. 이런 네트워크는 공동체 구성원들이 서로를 지지하고 강화함으로써 개인과 공동체 모두에게 긍정적 영향을 미칠 수 있다.

사회적 지지 네트워크와 온라인 커뮤니티

한국 사회는 세계적으로도 인터넷을 통한 인적 연결이 강력한 사회로 인식되고 있다. 특히 네이버, 다음과 같은 포털 사이트에서 운영하는 카페, 밴드와 같은 온라인 커뮤니티 플랫폼은 관심사와 취미가 다양한 사람들을 하나로 묶는 중요한 역할을 하고 있다.

이런 온라인 커뮤니티의 성장과 활성화는 한국의 집단주의 문화와 연관이 깊으며, 강력한 사회적 지지 네트워크를 형성하는 데 크게 기여하고 있다. 개인보다는 집단의 이익과 조화를 중시하는 문화적 특성인 한국 사회의 집단주의는 온라인 공간에서도 명확히 나타난다.

이러한 온라인 커뮤니티는 개인이 속한 실제 커뮤니티를 넘어서는 사회적 지지 네트워크를 제공한다. 개인은 자신의 지역, 나이, 직업 등에 구애받지 않고 공통의 관심사를 공유하는 다양한 사람들과 연결되면서 사회적 지지의 범위를 확장하고 다양한 관점과 경험을 제공함으로써 사회적 경험을 풍부하게 한다.

또한 이러한 온라인 커뮤니티는 실제 생활에서 겪는 고립감을 줄이고, 사회적 소속감을 높이는 데 이바지한다. 특히 현대 사회에서 증가하는 도시화와 개인주의의 경향 속에서 이러한 온라인 커뮤니티는 사람들이 소속감을 느끼고 공동의 목표를 향해 나아갈 수 있는 중요한 사회적 기능을 수행한다. 이 문화에서는 전통적으로 집단 내의 조화와 동조성을 중시한다.

한 사람이나 소규모 집단이 맨발걷기를 시작하면 이 행동은 빠르게 주변 사람들 사이에서 퍼지고 집단 내 동조성은 새로운 생활방식이나 트렌드가 빠르게 확산하는 데 이바지한다.

한국 사회는 커뮤니티 중심적이다. 맨발걷기와 같은 활동은 모임이나 동호회를 통해 사람들이 함께 모여서 수행할 수 있는 활동으로 적합하다. 이러한 활동은 집단적 참여로 강화될 수 있으며, 맨발걷기가 더 널리 퍼지는 데 도움을 준다. 유명인이나 영향력 있는 개인이 맨발걷기를 실천할 때, 그들의 행동은 많은 사람에게 영향을 미치고 모방되기도 한다.

한국의 집단주의 문화에서는 이러한 사회적 영향력이 특히 중요한 역할을 하며, 맨발걷기와 같은 활동의 인기에 크게 이바지할 수 있다. 맨발걷기가 건강에 미치는 긍정적 영향에 대한 인식이 커뮤니티를 이용해 확산될 수 있다.

사람들은 자신의 건강뿐만 아니라 가족이나 친구의 건강에도 관심을 가지며, 이러한 집단적 건강 인식은 맨발걷기의 실천을 촉진한다. 맨발걷기를 실천하는 사람들은 자기 경험을 다른 사람들과 공유하고 서로를 지지한다. 이러한 집단 내 지지와 공유는 맨발걷기의 지속적인 실천을 장려하고 활동의 인기를 유지하는 데 중요한 역할을 한다.

결론적으로, 한국의 온라인 커뮤니티는 집단주의 문화와 결합해 강력한 사회적 지지 네트워크를 형성하고 있다. 이 네트워크는 개인이 자신의 관심사와 취미를 공유하고, 서로를 지지하며, 함께 성장할 기회를 제공한다. 맨발걷기와 같은 특정 활동에 대한 온라인 커뮤니티의 존재는 이러한 사회적 지지 네트워크의 강력한 예시로 볼 수 있다.

다른 나라의 맨발걷기 사례

사실 이 책을 구상할 때는 한국뿐만 아니라 전 세계 모든 나라의 맨발걷기나 달리기 사례를 모아서 글을 쓰려고 했으나, 미국 말고는 아직 이렇다 할 만한 사례가 있는 나라가 거의 없는 실정이다. 일본에서 아이들 유치원 교육에서 활용했다거나, 이슬람 국가들이 맨발로 종교 행사를 하는 정도뿐이었다. 그에 비해 미국에서는 다양하고 의미 있는 일이 많이 일어났다. 그래서 이번에는 미국의 사례만 설명하고, 다음 기회에 다른 나라의 맨발걷기와 달리기 사례를 깊이 있게 정리하려고 한다.

1960년대와 1970년대 미국에서 히피 반전 문화는 자연스럽고 자유로운 삶의 방식을 옹호하는 주요한 사회 운동으로 부상했다. 이 시기는 일반적인 사회 규범, 소비주의, 물질주의에 대한 광범위한 거부감이 특징이었다. 이런 배경 속에서 맨발걷기는 당시 사회적 기준에 대한 반항의 상징이 되었다. 히피 운동은 자연과의 연결과 환경과의 조화에 강한 강조점을 두었는데, 맨발걷기는 이 철학의 구현으로 여겨졌다. 개인은 신발을 신지 않고 걷기를 선택함으로써 전통 패션과 소비재를 거부했을 뿐만 아니라 상징적으로 지구와 재연결을 추구했다.

이러한 실천은 히피가 추구하는 평화, 사랑, 환경 관리와 같은 가치와 조화를 이루는 더 진정성 있고 조화로운 존재를 달성하는 방법으로 여겨졌다. 이와 관련해 재미있는 오해는 많은 사람이 맨발걷기가 법을 위반하는 행위라고 생각하지만, 실제로 맨발로 걷는 것을 금하는 법은 없다는 사실이다.

1960년대 미국에서 반문화 운동은 사회적 규범과 정통성에 대한 중요한 도전이었다. 이 시기에 히피족과 같은 집단은 자유롭고 자연스러운 생활방식을 추구하며 맨발로 다니기를 선호했는데, 이는 당시 주류 사회 규범과 상반되는 행위로 여겨졌다. 당시에 많은 사업체는 건강 규정을 명분으로 신발 착용을 요구했는데 이것이 맨발의 히피족을 사실상 배제하는 방법으로 활용되었다.

이러한 조치는 건강과 위생에 대한 우려를 넘어 사회적 규범과 질서를 유지하려는 시도로 해석될 수 있다. 맨발로 다니는 것은 당시 사회적 규범과 정통성에 대한 도전으로 인식되었고, 많은 상업 시설에서 신발 착용을 강제하였지만 신발 착용 규정에 대한 법적 근거는 분명하지 않았다. 많은 이들이 미국 내에서 신발 착용이 법적으로 요구된다고 잘못 믿었지만, 사실 대부분 사업체의 정책이나 지역 규정에 따른 것이었으며, 전국적인 법적 요구는 아니었다.

실제로 대부분 공중 보건 규정은 신발 착용을 명시적으로 요구하지 않았고, 맨발로 다니는 것에 대한 구체적인 법적 제한도 거의 없었다. 이 상황은 반문화 운동이 사회적 규범과 기존 가치 체계에 어떻게 도전했는지를 보여주는 사례로, 맨발걷기는 이러한 도전의 한 형태로 기능했다. 더욱이 맨발로 걷는 행위는 영적으로나 건강상 이점과도 연결되었다. 지구와 직접 접촉하는 것이 스트레스를 줄이고 신체적 참살이를 증진하는 효과가 있을 것이라고 믿어져 맨발걷기 운동은 통합적 건강과 자연스러운 삶에 대한 더 넓은 강조와 울림을 일으켰다.

맨발 활동에서 맨발신발로

20세기 후반에 들어서면서 피트니스와 건강에 대한 사람들의 관심이 폭증했다. 이 시기에는 특히 자연스러운 움직임과 지면과의 접촉, 일명 '접지'의 이점에 대한 논의가 활발했다. 이러한 흐름은 맨발로 걷거나 달리는 활동의 장점에 대한 새로운 인식을 가져왔고, 일부 개인과 피트니스 애호가들은 이 활동이 자세, 균형 그리고 발 건강에 긍정적 영향을 미칠 수 있다고 주장했다.

미국에서 맨발걷기, 어싱, 맨발 달리기, 맨발 트레일 등이 활발하게 퍼져 나가고 있다는 사실은 현대 사회에서 건강, 웰빙, 자연과의 연결에 대한 늘어나는 관심을 반영하는 것이다. 이러한 실천은 신체적·정신적 건강과 균형에 대한 새로운 접근 방식을 제시하고 있다. 맨발 달리기는 더 자연스러운 달리기 방법을 추구하며, 이는 발의 근육을 강화하고, 감각을 향상하며, 자세와 보행을 개선하는 데 도움을 줄 수 있다.

이 시기의 피트니스와 건강에 관한 관심은 전통적 운동 방식에 대한 재고와 함께 자연스러운 신체 활동의 중요성을 강조했다. 맨발로 걷거나 달리기는 발의 근육을 강화하고, 자연스러운 자세를 유지하는 데 도움을 준다는 인식이 퍼졌다. 발의 자연스러운 형태와 기능을 유지하고 근육과 관절에 대한 부담을 줄여줄 수 있다고 여겨졌다.

또한 맨발 활동은 지면과 직접 접촉해 몸의 전기적 균형을 맞추고 스트레스를 줄이는 '접지' 효과를 제공한다고 믿어졌다. 이러한 접지는 신체의 전기적 활동을 안정시키고, 염증을 감소시키며, 전반적인 건강을 개선하는 데 이바지할 수 있다는 주장이 제기되었다.

이와 더불어 맨발 활동은 신체 인식과 자각을 높이는 데 도움을 주었다. 맨발로 걷거나 달릴 때, 사람들은 자기 몸과 발의 움직임에 더 집중하게 되고, 이는 균형 감각과 자세를 개선하는 데 중요한 역할을 한다. 이 과정에서 사람들은 자기 신체와 더욱 깊은 연결을 경험하게 되었다.

결론적으로, 20세기 후반 미국에서 피트니스와 건강에 관한 관심의 증가는 맨발 활동의 이점에 대한 인식을 새롭게 했으며, 이는 현대 사회에서 건강하고 자연스러운 생활방식을 추구하는 데 큰 영향을 미쳤다. 그리고 미국에서 맨발에 관한 관심은 상업적으로 크게 번져 맨발신발이라는 새로운 형태의 산업을 만들어냈다.

2015년쯤에는 맨발의 느낌을 모방하면서도 보호 기능을 제공하는 미니멀리즘 신발에 관한 관심이 급증했다. 여러 회사가 '맨발' 제품을 생산하기 시작했다. 밑창이 얇고 발의 움직임이 더 자연스러운 신발은 피트니스 애호가와 러너들 사이에서 인기를 얻었다. 일부 기업은 미니멀한 신발 판매로 이익을 얻었지만, 완전히 맨발로 걷는 관행 자체는 직접적인 수익 창출로 연결되지 않았다.

그러나 맨발 운동의 인기가 높아짐에 따라 자연스럽고 포괄적인 생활 양식을 홍보하는 아웃도어 장비나 제품 판매 등 관련 산업에도 영향을 미친 것은 분명하다.

10장

맨발걷기의 오해와 도전

맨발걷기가 가져올 수 있는 현실적 효과에 대한 인식을 높이고, 과장된 기대감을 줄이는 노력이 필요하다. 개인 경험을 공유하고 다른 사람들의 경험에서 배울 수 있는 플랫폼을 제공하는 것도 맨발걷기에 대한 다양한 시각을 줄 수 있다.

원시 인류가 지구상에 나타난 지 50만여 년이 되었다. 그 긴 시간에 인간이 발에 무언가를 대기 시작한 지는 고작 5,000여 년 되었다. 그 중에서 인류 대다수가 신발을 신은 것은 길어야 100년이고, 현대와 같이 멋있고 밑창이 두툼한 신발을 신은 것은 길어야 50여 년이다. 그리고 이제 인류는 다시 맨발로 돌아가려 한다.

맨발걷기에 대한 오해

신발 산업의 발전

신발 산업이 발전하고, 특히 나이키 같은 브랜드가 고무로 된 운동화를 대량으로 생산해 판매하면서 맨발걷기에 대한 인식이 크게 변했다. 이 변화를 이해하려면 신발 산업의 발전과 그것이 사회적·문화적 관념에 미친 영향을 살펴봐야 한다.

신발의 발전은 인간의 문화와 밀접하게 연결되어 있다. 초기 신발은 주로 발을 보호하는 기능적인 목적으로 제작되었다. 고대 문명에서는 다양한 재료로 신발을 만들었으며, 이들은 주로 발을 날카로운 물체나 거친 지면으로부터 보호하는 역할을 했다.

중세시대에 이르러 신발은 사회적 지위와 패션의 상징으로 변모하기 시작했다. 산업혁명과 함께 신발 제조 기술이 발전하면서 신발은 더욱 다양하고 세분된 형태로 발전했다. 이 시기에는 대량 생산과 표준화된 크기가 도입되었다.

20세기에 들어서면서 기능성과 패션을 겸비한 다양한 형태의 신발이 등장했다. 현대에는 고기능성 스포츠 신발, 편안한 캐주얼 신발, 개인의 취향과 스타일을 반영한 다양한 디자인의 신발이 널리 사용되고 있다. 운동화는 아디다스와 퓨마의 경쟁으로 급속히 발전을 거듭했다. 그러다 나이키의 와플 운동화가 등장하면서 신발은 밑창과 디자인에서 새로운 기회를 만들었으며, 멋있고 날렵한 기능성 신발이라는 장르를 만들어냈다.

나이키의 와플 밑창은 현대 신발 역사에서 중요한 혁신으로 평가받고 있다. 이 혁신은 나이키의 공동 창업자 빌 바우어만이 이루었다. 오리건대학교의 육상 코치였던 바우어만은 운동선수들의 성능 향상에 필요한 더 나은 신발을 개발하고자 했다. 1971년, 그는 와플 기계에서 신발 밑창 디자인의 영감을 얻었다. 뛰어난 그립력에 무게가 가벼운 와플 밑창은 달리기 신발의 성능을 크게 향상했다.

이 혁신은 나이키가 세계적 스포츠용품 브랜드로 자리매김하는 데 결정적 역할을 했고, 신발 산업에 큰 영향을 미쳤으며, 이후 신발 디자인과 기능성에 대한 대중의 기대를 높였다. 나이키

와플 신발의 성공은 신발 디자인에서 기능적 측면과 미학적 측면이 조화를 이루어야 한다는 새로운 패러다임을 제시했다. 이러한 변화는 오늘날 신발 디자인과 마케팅 전략에 지속적으로 영향을 미치고 있다.

예전에는 맨발걷기가 일상 행위였다. 경제적 여건, 기후, 지리적 조건 등이 신발을 일상적으로 사용하지 않는 문화를 형성하는 데 영향을 미쳤고, 신발이 비싼 물품이었기에 모든 사람이 쉽게 신발에 접근할 수 없었다. 그래서 많은 사람, 특히 노동 계층은 보통 맨발로 생활했다. 하지만 20세기에 들어 나이키와 같은 회사들이 고무 운동화를 대량으로 생산해 저렴한 가격에 판매하면서 상황이 달라졌다. 대량 생산과 시장의 확장은 신발을 일상생활의 필수품으로 만들었다.

신발은 이제 비싼 사치품이 아니라 대중적으로 접근할 수 있는 품목이 되었고 개인의 취향, 스타일, 심지어 사회적 지위를 나타내는 수단으로 변모했다. 이러한 변화는 맨발걷기에 대한 사회적 인식에도 영향을 미쳤다. 맨발이 더는 일상적인 것이 아니라 빈곤이나 미개함의 상징으로 여겨지기 시작한 것이다.

결국 신발 산업의 발달은 맨발걷기에 대한 사회적·문화적 인식을 근본적으로 바꿨다. 맨발의 자연스러움과 건강상 이점은 점차 잊히고, 신발 착용이 일상적이고 '문명화된' 행위로 자리 잡게 되었다. 이러한 변화는 현대 사회에서 맨발걷기에 대한 부정적 인식을 강화하는 데 중요한 역할을 했다.

문화적 이유

맨발걷기에 대한 혐오감이나 부상에 대한 두려움은 여러 사회적·문화적 요인에 영향을 받는다. 이런 태도의 바탕에는 맨발이 고귀하지 않은 행동으로 여겨지는 오래된 관념이 있다. 맨발걷기에 대한 인식은 문화적 배경, 사회적 관념에 따라 크게 다를 수 있다. 한국과 같은 국가에서는 전통적인 온돌 생활로 실내에서 맨발로 지내는 것이 일반적이었다. 이러한 생활방식은 맨발걷기를 자연스럽고 건강한 선택으로 여기게 하는 배경이 되었다.

서양 문화에서는 신발이 개인의 사회적 지위와 정체성을 상징하는 요소로 여겨졌다. 신발을 신는 것은 문명화되고 교양 있는 행위로 여겨졌다. 신발은 부의 상징, 문화적 정체성, 심지어 사회적 지위의 표시가 되었다. 반면에 맨발은 빈곤, 미개함, 불결함과 연관되는 경우가 많았다.

중세 유럽에서 계급이 높은 사람들은 자기 지위를 드러내려고 특별하게 디자인된 신발을 착용했다. 이러한 문화적 맥락에서 맨발로 다니는 것은 빈곤이나 낮은 사회적 지위의 표시로 간주할 수 있다. 이런 인식은 역사적으로 많은 사회에서 나타나 맨발을 부정적으로 보는 시각을 만드는 데 이바지했다.

이렇듯 문화적 차이는 맨발걷기에 대한 다양한 인식을 형성한다. 한국에서는 맨발걷기가 편안함과 건강을 상징하는 반면, 서양에서는 불편함, 비위생적임, 부적절한 행위로 간주될 수 있다. 이러한 인식 차이는 맨발걷기에 대한 사회적 수용도에 영향을 미치며, 때로는 오해와 거부감을 낳는다.

현대 사회에서도 이런 인식은 여전히 강하게 남아 있다. 맨발걷기는 불결하고 건강하지 못한 것으로 간주하기도 한다. 이는 공공장소에서 맨발로 다니는 것을 금지하는 규정이나 실내에서조차 신발을 신도록 요구하는 문화적 관행에서 드러난다. 부상에 대한 두려움도 맨발걷기에 부정적 태도를 강화한다. 많은 사람은 맨발로 걷는 것이 발 부상이나 감염 위험을 증가시킬 거라고 우려한다. 실제로 거친 지면, 불결한 환경, 위험한 물질로부터 발을 보호하는 것은 신발의 주요 기능 중 하나다. 하지만 이런 우려가 과도하게 강조되거나 일반화되어 맨발걷기 자체가 위험한 행위로 인식되기도 한다.

이런 사회적·문화적 관념은 맨발걷기에 대한 현대적 해석과 충돌한다. 건강과 웰빙의 관점에서 맨발걷기는 여러 이점을 제공할 수 있다. 예를 들어 발의 자연스러운 움직임을 촉진하고, 근육을 강화하며, 지각 능력을 향상할 수 있다. 이런 이점에도 불구하고 사회적으로 뿌리 깊은 부정적 인식은 맨발걷기를 실천하는 사람들에 대한 오해나 비판을 초래할 수 있다.

이런 상황에서는 맨발걷기에 대한 인식을 변화시키려는 노력이 중요하다. 교육, 인식 증진 캠페인 그리고 맨발걷기의 긍정적인 면을 강조하는 미디어의 역할이 중요하게 작용할 수 있다. 이로써 사람들이 맨발걷기의 이점을 이해하고 오래된 사회적 관념에 도전하는 새로운 문화적 관행을 수용하게 될 것이다.

맨발걷기의
장벽 극복 방안

　맨발걷기의 가장 큰 장벽은 아스팔트와 시멘트로 덮인 도시 환경과 더불어 신발에 익숙해진 도시인의 사회적 인식이다. 그래서 도시인들에게는 맨발걷기에 대한 사회적 인식의 변화, 교육과 정보 제공 그리고 개인의 적응 과정을 적극적으로 알려야 한다. 또한 워크숍, 강연은 물론 맨발걷기에 관한 연구 결과를 공유하면서 사람들에게 맨발걷기의 혜택과 올바른 기술을 알려야 한다. 맨발걷기에 대한 사회·문화적 수용도를 증진하려면 사회적 규범과 공공정책의 적극적 추진이 필요하다.

문화적 수용도 증진

　문화적 인식을 변화시키기 위해 맨발걷기를 긍정적으로 보여주는 캠페인과 이벤트를 개최할 수 있다. 이러한 활동은 맨발걷기를 더 널리 받아들이는 분위기를 조성하는 데 도움이 된다. 나는 2018년경 처음 맨발걷기를 시작했다. 그때는 사회적으로 인식도 없을 때라서 백운대를 맨발로 올라갈 때 사람들이 신기하다는 듯 쳐다보기도 했다. 어떤 때는 아이들이 산속을 맨발로 걷는 내 모습을 보고는 "아저씨, 도사예요?"라고 묻기도 했다.

　그런 와중에도 중단없이 걸을 수 있었던 것은 네이버 카페 '맨발걷기' 덕분이었다. 지금은 카페가 없어졌지만, 10~20명이 모여 서울 근교 산을 맨발로 산책하곤 했다. 그렇게 단체로 걷다 보면 혼자 걷는 어색함도 없고, 장소도 매번 바꾸지만 어디를 갈지 고민하지 않아도 되어 좋았다.

　걷는 동안에는 맨발걷기를 할 때 발생할 수 있는 위험을 최소화하는 안전 지침과 위생에 관한 의견도 나누어 회원들이 맨발걷기를 더 안심하고 할 수 있게 해주었다. 따라서 아직 맨발걷기가 어색한 사람은 온라인이나 오프라인의 커뮤니티에 참여해 경험이 풍부한 분들의 기술을 배우고 경험을 나누며 서로 격려하는 것도 도움이 된다. 유명인이나 영향력 있는 인플루언서와 협력해 맨발걷기의 긍정적인 면을 알리고 그들의 팔로워들에게 영향을 미칠 수 있다.

맨발걷기와 관련된 모바일 앱이나 온라인 리소스를 개발해 사람들이 언제 어디서나 이러한 활동에 쉽게 접근하고 추적할 수 있도록 하는 것도 맨발걷기에 대한 인식을 높이는 데 도움이 될 수 있다. 이러한 다양한 방법으로 맨발걷기의 긍정적 영향에 대한 인식을 높이고 더 많은 사람이 이를 경험하게 할 수 있다.

공공 정책 추진

공공장소나 작업 환경에서 맨발로 다닐 수 있는 정책을 마련하거나 맨발걷기에 적합한 환경을 조성하는 것도 중요하다. 이는 맨발걷기가 사회적으로 더 수용될 수 있도록 돕는다. 이러한 사례로 경상북도가 2024년 1월 발표한 '맨발로도路道, Road 프로젝트'가 있다. 경상북도 맨발로도 프로젝트는 누구나 쉽게 접할 수 있는 맨발걷기를 생활체육의 새로운 패러다임으로 제시해 도민의 건강을 증진하고 삶의 질을 높이려는 정책으로, 맨발걷기길 기반 확대, 범도민 맨발걷기 확산으로 나누어 추진한다.

먼저, 맨발걷기길 기반을 확대하기 위한 맨발걷기길 조성 시범사업을 추진한다. 신규 조성은 개소당 4억 원으로 김천시, 안동시,

영주시에 지원하며 개보수는 개소당 1억 2,000만 원으로 구미시, 청송군에 지원한다. 또한 학교 운동장 개방 확대, 강변과 공원 내 맨발걷기 편의시설 조성 등 도민이 일상에서 맨발걷기를 실천할 수 있도록 교육청 등 관계기관과 적극 협의해나갈 계획이다.

한편, 범도민 맨발걷기를 확산하려고 2023년 11월 「경상북도 맨발걷기 활성화 지원에 관한 조례」를 제정해 맨발걷기 지원에 필요한 행정적·재정적 근거를 마련했다. 이철우 경북도지사는 "맨발걷기의 효과를 몸소 느끼고 있어 도민과 함께 나누고 싶은 마음이 크다. 맨발걷기가 가장 값싸고 쉬운 무병장수의 해법인 만큼 전 도민에게 확산할 수 있도록 적극 지원하겠다"라고 밝혔다. 이러한 방법으로 맨발걷기에 대한 사회적 장벽을 극복하고, 맨발걷기를 더욱 건강하고 긍정적인 생활방식으로 인식할 수 있게 된다.

맨발걷기의 이점을 알리고 인식을 높이는 데 다양한 접근 방식을 사용할 수 있다. 정보 캠페인으로 맨발걷기의 이점을 담은 정보를 소셜 미디어, 전단지, 공공 광고, 학교 및 지역사회 센터 등 다양한 매체를 이용해 홍보할 수 있다. 건강 전문가, 피트니스 코치, 한의사 등 전문가들이 진행하는 워크숍이나 세미나를 열어 맨발걷기가 육체적·정신적 건강에 어떻게 도움이 되는지 알리는 것도 효과적이다.

학교에서 맨발걷기를 포함한 신체 활동 프로그램을 도입해 어린이와 청소년이 일찍부터 맨발걷기의 이점을 경험하고 이해하도록 하는 것이 중요하다. 지역 커뮤니티에서 맨발걷기 그룹을 조직하거나 정기적인 맨발걷기 이벤트로 사람들이 참여하고 체험할 기회를 주는 것도 좋은 방법이다. 긍정적인 변화를 경험한 사람들의 이야기를 공유하면 다른 사람들에게 영감을 줄 수 있다. 또한 맨발걷기의 건강상 이점에 관한 과학적 연구 결과와 데이터를 공개해 사람들이 정보에 입각한 결정을 하도록 하는 것도 중요하다.

맨발걷기에 대한 학술지원 및 교육활동 강화

현재 맨발걷기를 홍보하며 근본 이론을 담은 책을 가장 많이 낸 사람은 박동창이다. 그는 한국에 맨발걷기를 활성화한 공로자다. 그는 『맨발걷기의 기적』, 『맨발걷기가 나를 살렸다』에 이어 최근에는 『맨발걷기학 개론』 등 책을 발간했다. 그 외에 여러 명이 책을 발간하기는 했으나 심층적이고 세계적으로 인정받을 만한 성과는 아직 나오지 않았다. 개인 체험 수준 그리고 공식적으로 인정받지 못하는 대체의학 정도의 논문이 발간되고 있다.

하지만 이 수준을 넘어 맨발걷기에 대한 사회적·의학적 이해를 심화하고 지식의 범위를 확장하는 데 연구·출판 활동의 지원은 매우 중요한 역할을 한다. 아직은 많은 저작이 개인의 경험담을 중심으로 하기에 이 분야에 대한 깊이 있는 학문적 탐구와 실천적 권고안을 제공하는 연구 기반 학술서의 필요성이 점점 더 커지고 있다. 이를 위해 대학, 연구소, 독립 연구자들에게 연구 자금을 제공해 맨발걷기가 건강, 심리, 사회적 상호작용에 미치는 영향을 분석하는 연구를 장려하고 지원하는 것이 필요하다.

또한 연구 결과를 공유하고 서로 아이디어를 교환할 수 있는 학술대회나 워크숍을 개최함으로써 연구자들 사이의 네트워크를 강화하고 맨발걷기 연구의 최신 동향을 파악할 기회를 될 수 있는 한 많이 제공하면 좋다. 그리고 연구 결과를 담은 학술서나 논문의 출판을 보건복지부 차원에서 지원하고 연구 결과, 학술 논문, 경험담 등을 공유할 수 있는 온라인 플랫폼을 구축해 최신 연구 결과에 쉽게 접근할 수 있도록 하는 것도 중요하다.

이러한 자료들로 맨발걷기에 관심 있는 사람들이 정보를 교류하고 연구 성과를 널리 알릴 기회를 제공해야 한다. 연구자들이 일반 대중을 대상으로 강연회나 세미나를 열어 맨발걷기에 관한 연구 결과를 쉽게 이해할 수 있는 언어로 설명하는 것은 대중의 관심과 참여를 촉진하는 데 중요하다.

텔레비전, 라디오, 신문, 온라인 매체 등 다양한 미디어와 협력해 맨발걷기에 관한 연구 결과와 이점을 대중에게 알리는 것도 긍정적 이미지를 구축하고 사회적 인식을 개선하는 데 이바지할 수 있다. 이러한 다각적인 접근으로 맨발걷기에 관한 연구와 출판 활동을 촉진하고 이 분야의 학문적 기반을 강화할 수 있다.

연구 기반의 접근은 맨발걷기의 이점과 실천 방법을 좀 더 깊이 이해하게 함으로써 맨발걷기 문화의 건전한 발전을 지원한다. 맨발걷기에 대한 인식을 개선하고 더 많은 사람이 이를 실천하게 하려면 연구 성과를 대중에게 제공하고 적극적으로 알리는 것도 연구 못지않게 중요하다.

이를 위한 교육 캠페인과 워크숍은 효과적인 홍보 방법이다. 교육 캠페인은 맨발걷기의 다양한 이점을 대중에게 알리는 데 중점을 둔다. 건강 증진, 정신 건강 개선, 환경보호와 같은 맨발걷기의 긍정적 측면을 소개하며, 이로써 사람들이 맨발걷기에 대한 잘못된 믿음과 편견을 깨닫고, 새로운 관점으로 맨발걷기에 접근할 수 있도록 유도한다. 이러한 캠페인은 온라인과 오프라인 모두에서 진행할 수 있으며, 다양한 형태의 미디어를 활용해 메시지를 전달한다.

워크숍은 맨발걷기를 실제로 체험하고 올바른 기법을 배울 기회를 제공한다. 전문가들이 참여해 맨발걷기의 기술적 측면, 올바른 자세와 발의 움직임, 안전하게 실천할 수 있는 팁 등을 소개한다. 참가자들은 이러한 워크숍으로 맨발걷기에 대한 자신감을 키우고, 실제 생활에서 적용할 지식을 얻게 된다.

워크숍은 학교, 지역사회 센터, 공공기관 등 다양한 장소에서 개최할 수 있다. 맨발걷기에 관심이 있는 사람들뿐만 아니라 일반 대중도 참여할 수 있도록 하여 맨발걷기의 이점을 널리 알리고, 더 많은 사람이 이 활동에 참여하도록 장려한다.

맨발걷기에 대한
과도한 믿음

한국 사회에서 맨발걷기가 유행하면서 나타나는 과도한 신뢰 경향과 그에 대한 해소 방안을 살펴보면, 건강상 이점을 과장하는 경우가 많다. 많은 사람이 맨발걷기가 발 건강, 자세 개선, 신체 균형 등에 매우 효과적이라고 믿지만 이는 때때로 과장된 주장일 수 있다. 모든 사람에게 같은 효과가 나타나는 것은 아니기 때문이다.

전문가의 조언을 무시하고 맨발걷기를 선택하는 이들도 있는데, 이는 발의 구조적 문제나 건강 상태에 따라 부적절할 수 있다. 상업적 홍보의 영향으로 맨발걷기와 관련된 상품이나 서비스 홍보가 과도한 기대감을 조성하는 예도 있다. 이러한 홍보는 때로 실제 효과보다 더 큰 기대감을 만들어낼 수 있다.

이를 해소하는 방안으로는 맨발걷기의 장단점에 대한 객관적·과학적인 정보 제공이 필요하다. 이로써 사람들이 잘못된 정보에 현혹되지 않도록 해야 한다. 맨발걷기가 가져올 수 있는 현실적 효과에 대한 인식을 높이고, 과장된 기대감을 줄이는 노력이 필요하다. 개인 경험을 공유하고 다른 사람들의 경험에서 배울 수 있는 플랫폼을 제공하는 것도 맨발걷기에 대한 다양한 시각을 줄 수 있다.

한 예로 차갑거나 부드러운 흙길을 너무 오래 걷는 것은 좋지 않다. 바닷가 모랫길은 걸을 때 지면에서 발에 충분한 반발력을 제공하지 않아 무릎이나 관절에 부담을 줄 수 있다. 즉 부드러운 지면에서 걸으면 모래나 진흙이 발바닥에 충분한 반발력을 주지 못해 발과 다리 근육이 더 큰 노력을 하게 되는데, 이것이 관절에 추가 스트레스를 줄 수 있다. 특히 무릎과 관절에 부담이 될 수 있으며, 땅의 반발력이 부족하면 다리와 무릎이 이를 보상하려고 더 많은 작업을 해야 하는데, 이는 통증이나 부상으로 이어질 수 있다.

따라서 부드러운 지면에서는 짧은 시간 걷고, 너무 오랜 시간 머물기는 피해야 한다. 오랫동안 모래사장이나 진흙길과 같은 부드러운 지면에서 걸어야 한다면 걷기 전에 발과 다리 근육을 강화하는 준비 운동을 하기를 권한다. 발이 모래 해변에서 느끼는 푹신한 느낌이 좋을뿐더러 일정 수준 근육 훈련과 체력 증진에 도움이 될 수 있지만, 무릎과 관절 건강을 유지하려면 적절한 시간과 지면 선택이 중요하다.

무릎이나 관절 문제가 있는 경우 더 단단한 지면에서 걷기를 권한다. 아스팔트나 보도처럼 단단한 지면은 너무 딱딱해서 문제이고, 인간의 근육과 뼈가 감당할 정도의 자연 그대로 흙길이 더 안정적인 걸음걸이와 근육 사용을 촉진한다.

길도 길 나름이며, 같은 길도 누구에게는 약이 되지만 누구에게는 독이 될 수 있음을 알려야 한다. 이러한 접근으로 한국 사회에서 맨발걷기에 대한 과도한 신뢰를 해소하고, 더 건강하고 합리적인 관점을 취할 수 있다.

우리 사회에서 맨발걷기의 인기와 함께 나타나는 과도한 황톳길 조성 추세와 그에 대한 해결 방안을 살펴보겠다. 맨발걷기의 인기에 힘입어 일부 지자체에서는 건강에 좋다는 인식으로 황톳길을 조성하고 있다. 그러나 이는 종종 과학적 근거 없이 이루어지며, 실제 건강 효과에 대한 명확한 증거도 부족하다. 황톳길은 발바닥의 느낌이 부드러워 좋기는 하지만 어싱, 지압 등에 더 좋은 효과가 있지는 않다.

또한 황톳길은 일반 길보다 유지·보수가 더 어렵고 비용이 많이 들 수 있으며, 특히 비가 올 때나 날씨가 나빠질 때 관리가 어려워질 수 있다. 황토를 사용함으로써 자연환경에 미치는 영향도 고려해야 하며, 자연스러운 환경을 변형시키는 것은 생태계에 부정적 영향을 미칠 수 있다.

이를 해결하는 방안으로는 황톳길 조성의 장단점을 자세히 검토하고, 장기적인 유지·보수 비용과 환경적 영향을 고려하며, 이러한 분석을 바탕으로 황톳길이 실제로 지역사회에 이익이 되는지 평가해야 한다. 황톳길과 같은 특별한 길이 아니더라도 건강에 좋은 맨발걷기 환경을 조성하는 다른 방법을 고려해야 한다.

예를 들어 기존의 공원이나 자연 트레일을 개선하거나 새로운 걷기 코스를 개발하는 것이 효과적일 수 있다. 지역 주민들의 의견을 수렴하고, 이들의 필요와 환경적 지속가능성을 고려한 결정을 내리는 것도 중요하다. 너무 과한 정책이나 믿음은 오히려 독이 되므로 주민들의 참여로 더 실용적이고 환경친화적인 해결책을 찾을 수 있다. 그러면 자연을 손상하지 않는 적당한 범위에서 황톳길 조성과 관련된 문제를 해결하고, 맨발걷기 문화를 지속가능하고 건강한 방향으로 유도할 수 있을 것이다.

의료 재구조화를 하는
맨발걷기

　의료 재구조화를 하는 수단으로 맨발걷기를 고려하는 것은 비교적 새로운 접근 방식일 수 있다. 의료 재구조화는 건강관리 시스템의 효율성을 향상하고 환자 중심 치료를 강화하는 것을 목표로 하는데, 맨발걷기는 예방적 건강관리는 물론 환자의 자기 관리 능력을 증진하는 수단으로 활용될 수 있다. 의료 재구조화는 기존 의료 시스템과 프로세스를 개선하고 혁신하는 과정이며, 이러한 변화는 의료 서비스의 효율성, 접근성, 비용 효과성 그리고 환자 중심의 치료를 증진하고자 이루어진다.

　의료 재구조화의 주된 목적은 더 효과적이고 지속가능한 건강관리 시스템을 만드는 것이다. 의료 재구조화의 주요 측면은 의료 서비스를 제공하는 방식을 개선해 환자에게 필요한 적절한 치료를 좀 더 신속하고 효율적으로 제공하는 것이다. 이는 비용 효과성을 증진하고 경제적으로 지속가능한 시스템을 구축하는 방법을 모색하는 것을 포함하며 예방적 건강관리와 효과적 자원 배분으로 달성할 수 있다.

환자 중심 접근 방식으로 환자의 요구와 선호를 중심으로 해서 의료 서비스를 재구성하는 것은 환자의 만족도와 치료 효과를 향상하는 데 중요하다. 디지털 기술과 의료 정보 기술을 활용해 의료 서비스의 질을 개선하고, 데이터 기반의 의사 결정을 촉진하는 것도 중요하다. 예방적 건강관리는 질병의 예방과 조기 발견에 초점을 맞춤으로써 장기적인 건강관리 비용을 줄이고 환자의 건강 상태를 개선한다.

한의학, 양의학 그리고 오랜 시간 검증을 거친 대체의학을 아우르는 의료 분야의 협력은 의사, 간호사, 치료사, 사회복지사 등 다양한 전문가가 팀을 이루어 포괄적인 환자 치료를 제공하는 것을 의미한다. 의료 재구조화에서 과제로는 예산 제약, 기존 시스템의 저항, 필요한 기술과 인프라의 부족 등이 있다.

반면에 새로운 기술과 혁신적인 접근 방식으로 의료 서비스의 질을 향상하고 환자의 건강관리 경험을 개선할 기회가 있다. 의료 재구조화는 지속적인 프로세스로, 지속가능하고 효과적인 건강관리 시스템으로 개선하려는 노력이 필요하다.

맨발걷기가 의료 재구조화에서 비용 효과성을 증진하는 데 이바지하는 방법은 주로 예방적 건강관리와 관련이 있다. 맨발걷기는 저비용이면서 다양한 건강상 이점을 제공해 의료 비용을 절감하는 데 도움이 될 수 있다. 또 만성 질환의 예방과 관리에 이바지함으로써 심혈관 건강 개선, 당뇨병 예방, 체중 관리 등에 도움이 될 수 있다.

맨발걷기는 스트레스를 줄이고 정신적 웰빙을 향상하는 등 정신 건강 증진에도 효과적이다. 정신 건강 치료에는 종종 고비용이 필요하므로, 이를 예방하거나 완화하는 활동은 의료 비용 절감에 도움이 될 수 있다.

맨발걷기는 근력 강화, 균형 유지 능력 향상 등에 도움이 되어 부상 후 회복 중인 환자들의 재활 과정에 이바지할 수 있으며, 이는 장기적으로 건강관리 비용과 재활 비용을 줄일 수 있다. 또 개인이 자기 건강을 적극적으로 관리하도록 동기를 부여하는데, 이는 건강 문제의 조기 발견과 적극적인 자기 관리로 이어져 장기적으로 의료 비용을 절감할 수 있다. 게다가 맨발걷기로 신체 활동을 정기적으로 하면 전반적인 건강 상태를 개선해 일차 의료 시설에 대한 의존도를 줄일 수 있다.

이처럼 맨발걷기를 의료 재구조화의 수단으로 활용하는 것은 의료 시스템을 환자 중심 치료를 증진하는 방향으로 발전시키는 데 이바지할 수 있다. 환자가 자신의 건강관리에 더 적극적으로 참여하고, 신체적·정신적 웰빙을 통합적으로 개선함으로써 전반적인 삶의 질을 높이는 것이 핵심이다.

신발 신고 걷기와 맨발걷기의 효과성을 검증하는 지표를 만들면 맨발걷기의 의학적 효과를 검증할 수 있다. 걷기 능력은 전반적인 건강의 중요한 지표로 등장해 '바이털 사인'으로 받아들여지기도 하는데, 다양한 걷기 매개변수(보행 속도, 앉아 있는 시간)와 사망률, 질병률, 삶의 질과 같은 건강 결과 사이의 중요한 상관관계가 상당히 규명되었다. 맨발로 걷는 그룹과 신발을 신고 걷는 그룹의 폐암, 간암 등의 생존율을 비교하는 데이터를 만들어볼 수도 있다.

걷기 능력은 건강의 의미 있는 측면을 다루며 환자가 일상생활에서 어떻게 기능하는지를 나타낸다. 이를 기반으로 맨발걷기의 건강 유지, 재활이나 수술 효과에 대한 유익함을 찾아낼 수 있다. 이로써 맨발걷기가 각종 질병에 대한 특이적·임상적 효능을 나타내리라고 확신한다. 대부분 국가 의료 시스템의 제한된 예산은 보건 자원의 신중한 할당을 요구하는데, 맨발걷기가 보행 능력의 향상 또는 악화 등 비용 효율성, 비용 유용성 분석을 위한 경제 모델에서 흥미로운 변수를 만들어내면, 좀 더 나은 맨발걷기 환경이 조성될 것이다.

11장

맨발걷기 운동의 미래

맨발걷기가 건강과 웰빙을 위한 지속적인 추세로 자리 잡을 가능성이 매우 높아졌

다. 한국에서는 더욱더 그렇다. 고령화 사회에서 장기적으로는 일상적인 운동 방법

으로 맨발걷기보다 더 적합한 건강 유지 방법을 찾기는 힘들기 때문이다.

	건강 및 웰빙	사회문화적 관점	환경적 영향	경제적 측면
정의와 역사	인간은 왜 신발을 신었을까, 벗게 되었을까?	왜 신발이 사회적 위치를 보여주는 도구였나?	현대인이 신발을 신을 수밖에 없었던 환경은?	역사적으로 맨발걷기 관련 상품/시장의 발전은 어떠했는가?
현재 인식	현대 사회에서 맨발걷기가 건강과 웰빙에 미치는 인식은?	다양한 문화에서 맨발걷기에 대한 현재 태도와 인식은?	맨발걷기가 환경보호에 이바지한다는 현재의 인식은?	맨발걷기 관련 상품/시장의 현재 경제적 상태는?
미래 전망	건강과 웰빙 측면에서 맨발걷기의 장기적 효과 예측은?	사회문화적 변화가 맨발걷기에 대한 미래 인식에 어떤 영향을 줄까?	지속가능한 생활방식으로서 맨발걷기의 역할은 미래에 어떻게 변화할까?	맨발걷기 관련 산업의 미래 성장 전망은?

이제까지 맨발걷기의 과거와 현재를 알아보았는데, 그렇다면 미래는 어떨까? 미래가 없는 학문이나 공부는 의미가 없으며, 이 책을 쓰는 이유도 맨발걷기의 미래와 이에 대응해 비바미 신발의 미래를 준비하려는 것이다.

맨발걷기 운동의 발전 가능성

건강·웰빙 측면에서 맨발걷기의 건강상 이점에 관한 연구가 계속되면서 맨발걷기가 건강과 웰빙을 위한 지속적인 추세로 자리 잡을 가능성이 매우 높아졌다. 한국에서는 더욱더 그렇다. 고령화 사회에서 장기적으로는 일상적인 운동 방법으로 맨발걷기보다 더 적합한 건강 유지 방법을 찾기는 힘들기 때문이다.

맨발걷기는 우리 사회에서 사회문화적 트렌드로 굳건히 자리 잡을 것이다. 사회문화적 변화와 함께 맨발걷기에 대한 인식이 계속 발전하고, 이에 참가하는 사람들도 늘어날 것이다. 점점 더 많은 사람이 맨발걷기의 이점을 알게 되고 이를 더욱 수용하는 사회문화적 환경이 조성될 것이다.

특히 지구 환경이 악화됨에 따라 인류의 지속가능한 생활방식에 관한 관심이 증가하면서 맨발걷기도 이러한 추세를 반영하는 활동으로 계속 강조될 것이다. 자연과 더 깊은 연결을 추구하는 사람들 사이에서 특히 관심이 높아지고 참여자가 증가할 것이다. 게다가 경제적 측면에서 보면 맨발걷기보다 비용 효율적인 운동은 찾기 어렵다. 앞으로 맨발걷기의 발전 가능성은 상당하며, 특히 저비용·고효율 건강 증진법으로 잠재력이 주목받고 있다.

맨발걷기는 예방의학의 한 형태로도 중요한 역할을 할 수 있다. 건강한 생활 습관을 채택함으로써 질병을 예방하고, 전반적인 웰빙을 증진할 수 있기 때문이다. 이런 이유로 맨발걷기 운동은 앞으로도 지속 발전할 것으로 기대된다. 건강과 웰빙에 대한 인식이 증가함에 따라 자연스러운 건강 증진 방법에 관한 관심도 커질 것이다. 이는 개인의 건강뿐만 아니라 공중 보건에도 긍정적 영향을 미칠 수 있다.

접근성과 포용성

맨발걷기는 특별한 장비나 비용이 필요 없으므로 모든 연령대와 사회경제적 계층의 사람들이 쉽게 접근할 수 있어서 누구나 쉽게 시작하고 지속할 수 있는 포용적인 건강 증진 활동으로 발전할 수 있다. 맨발걷기 운동의 발전에서 접근성과 포용성은 중요한 요소다. 이 두 가지 관점은 맨발걷기가 더 널리 퍼지고 다양한 사람에게 수용되는 데 필수적 역할을 한다.

접근성 측면에서 발전하는 이유는 맨발걷기가 비용이 거의 들지 않는 매우 경제적인 건강 증진 수단이기 때문이다. 도시의 공원부터 자연 속의 산책로까지 맨발로 걸을 수 있는 장소는 우리 생활 주변에 있고, 나이에 상관없이 모든 사람이 참여할 수 있어 어린이부터 노인까지 건강상 이점을 누릴 수 있다.

포용성 측면에서 발전하는 이유는 맨발걷기가 전 세계 다양한 문화와 연결되어 있기 때문이다. 이는 문화적 배경이 다양한 사람들이 자신들의 전통과 관습을 바탕으로 이 활동에 참여할 수 있다는 것을 의미한다. 맨발걷기는 공동체 내에서 사회적 연결과 공감대를 형성하는 데 도움을 주며, 함께 걷는 것은 사람들 사이의 상호작용과 소통을 촉진할 수 있다.

맨발걷기를 더 발전시키려면 맨발걷기의 이점과 올바른 걷기 방법을 알려 사람들이 이 활동을 올바르게 이해하고 실천할 수 있도록 해야 한다. 공원, 해변, 산책로 등 공공장소에서 맨발걷기를 장려하는 정책을 마련해 사람들이 맨발걷기를 더 쉽게 시도해 볼 기회를 제공하는 것도 좋다.

맨발걷기에 관심 있는 사람들을 위한 커뮤니티를 구축하고 정기적인 이벤트나 모임으로 참여를 촉진하는 것도 효과적이다. 건강 프로그램이나 웰빙 센터에서 맨발걷기를 포함해 건강 증진 활동으로 가치를 높이고, 접근성과 포용성을 강조하는 마케팅으로 더 많은 사람이 이 활동에 참여하도록 독려하는 것도 중요하다. 이렇게 접근하면 맨발걷기는 다양한 사람에게 수용되어 더 발전할 수 있다. 또 건강, 웰빙 그리고 사회적 연결을 증진하는 방식으로 맨발걷기의 잠재력을 최대한 활용할 수 있다.

사회적 연결과 커뮤니티 형성

한국 사회에서 맨발걷기가 유행하게 된 요인 중에는 사이버 세계의 접근성과 노년층의 활발한 참여도 있다. 한국은 세계적으로도 인터넷 사용률과 디지털 문해력이 높은 나라 중 하나다. 이는 다양한 연령대, 특히 노년층이 디지털 기기와 인터넷을 적극적으로 활용하는 환경을 조성해왔다.

한국의 노년층은 디지털 기술에 대한 적응력이 높아 사회적 활동에 적극적으로 참여하는 경향이 있다. 사이버 공간, 특히 네이버 카페, 네이버 밴드, 다음 카페와 같은 플랫폼은 맨발걷기에 관심이 있는 사람들에게 만남의 장을 제공한다. 이를 증명하듯 맨발걷기는 2024년 5월 현재 네이버 카페가 94곳, 네이버 밴드가 509곳, 다음 카페도 12곳 있다.

이 공간에서는 연령대와 배경이 다양한 이들이 모여 경험을 공유하고, 정보를 교환하며, 때때로 오프라인 모임을 해서 실제 만남을 이룬다. 네이버 '맨발걷기 국민운동본부' 카페는 회원 수가 3만 1,530명에 이르는 등 맨발걷기가 단순한 건강 증진 활동을 넘어 사회적 운동으로 성장하고 있음을 보여준다. 이러한 커뮤니티는 맨발걷기의 건강상 이점을 널리 알리는 동시에 환경보호, 지속가능한 생활방식과 같은 더 넓은 주제에 대한 인식을 높이는 역할을 한다.

이러한 배경에서 맨발걷기와 같은 건강 증진 활동은 사이버 공간을 통해 효과적으로 확산되었다. 노년층은 이곳에서 공동의 활동으로 새로운 친구를 만들고 서로 경험을 공유할 수 있다. 이는 노년층의 고립감을 줄이고 사회적 지지 네트워크를 구축하는 데 도움을 준다. 커뮤니티에서 정기적으로 진행되는 맨발걷기 프로그램은 생활에 목적감과 구조를 부여하며, 노년층이 활동적이고 참여적인 삶을 유지하는 데 도움을 준다.

이처럼 맨발걷기는 노년층의 정신적·사회적 건강에 긍정적 영향을 미치며, 이들 삶의 질을 향상하는 중요한 수단이 될 수 있다. 사회적 상호작용, 정신 건강 그리고 활동적인 생활방식의 유지는 노년층의 전반적인 웰빙에 이바지한다.

노년층의 맨발걷기는 건강 증진, 정신 건강, 환경보호, 기술 융

합 등 다양한 분야에서 발전 가능성이 있으며, 이로써 개인과 사회 전반에 긍정적 변화를 가져올 수 있다. 맨발걷기가 노년층의 사회적 연결과 커뮤니티 형성에 이바지함으로써 그들의 정신적·사회적 발전을 도모할 수 있다는 점은 매우 중요하다.

고령화 사회의 맥락에서 볼 때, 맨발걷기 커뮤니티의 중요성은 더욱 드러난다. 이 커뮤니티들은 노년층에게 적합한 신체 활동을 제공함으로써 그들의 사회적 고립을 완화하고 새로운 관계를 형성하는 데 저렴하고 접근이 용이한 운동 방식으로, 경제적 부담 없이 신체 건강을 유지하고 활동적인 노년을 보낼 기회를 제공한다.

이처럼 맨발걷기 커뮤니티는 개인의 건강 증진은 물론 사회적 연결성 강화에서 중요한 역할을 하며, 고령화 사회에서는 사회적 자산으로서 노년층의 가치가 더욱 높아진다.

지역사회 활동의 중심축으로서
맨발걷기 운동

맨발걷기가 한국 사회에서 어떻게 지역적 차원에서 발전하고 있는지, 특히 네이버 밴드를 중심으로 한 소규모 모임과 지자체의 지원을 살펴보자.

네이버 밴드는 소규모 모임이나 지역 기반 커뮤니티에 특히 적합한 플랫폼으로 자리 잡고 있다. 전국적 규모의 활동은 주로 네이버 카페에서 하지만 네이버 밴드는 지역별 소규모 그룹의 형성과 운영에 더 효과적인 구조를 갖추어 맨발걷기를 즐기는 사람들이 지역별로 모여 활동하는 데 큰 역할을 하고 있다. 현재 509개에 달하는 맨발걷기 관련 밴드가 개설된 것만 봐도 이러한 경향이 분명하게 드러난다.

이들 지역별 밴드의 활동은 주로 해당 지역 내에서 정기적인 모

맨발걷기
맨발 걷기모임입니다 매주 토요일 맨발산행을 하고있습니다
◎ 미션인증 : 매발걷기
📍당산동3가   러닝/걷기
멤버 237 · 리더 향기

천안아산 기적의 맨발걷기
맨발걷기로 건강을 지키는 사람들의 모임 입니다.
📍불당동   러닝/걷기
멤버 128 · 리더 80/김상겸/천안

울산 건강지킴이—맨발걷기
매일 맨발걷기 / 만보걷기/
📍태화동   러닝/걷기
멤버 10 · 리더 ♡민들레♡

임, 맨발걷기 행사, 건강 관련 정보 공유, 지역사회 참여 등으로 이루어진다. 이로써 회원들은 같은 지역에 사는 이웃과 연결을 강화하고, 지역 커뮤니티에서 건강과 웰빙에 관한 관심을 공유하며 서로를 지지한다. 이렇게 활발한 지역별 맨발걷기 모임은 지자체의 지원을 받기도 한다.

많은 지자체가 건강 증진과 지역사회 활성화를 목표로 소규모 모임을 지원하는 정책을 펼치고 있다. 이는 맨발걷기 활동이 단순한 운동을 넘어 지역 공동체 형성과 사회적 연결성 증진에 이바지한다는 인식이 확산되고 있음을 반영한다. 지자체의 지원은 재정적 지원, 행사 개최 장소 제공, 홍보 활동 등 다양한 형태로 이루어지며, 이로써 맨발걷기 관련 지역 모임이 더욱 활성화

되고 있다.

이러한 지역별 맨발걷기 밴드의 활동과 지자체의 지원은 한국 사회에서 맨발걷기가 단순한 건강 증진 활동을 넘어 사회적·문화적 현상으로 자리 잡는 데 중요한 역할을 하고 있다. 지역사회 내에서 정기적인 맨발걷기 모임이나 이벤트를 조직하여 사람들이 함께 모여 활동할 기회를 제공하고, 이러한 활동은 사회적 상호작용과 네트워킹을 촉진하며 지역사회 구성원 간 유대를 강화한다.

또한 맨발걷기의 혜택, 올바른 기술, 안전 수칙에 대한 교육을 제공하는 워크숍을 열어 지역사회 구성원들이 건강하고 안전하게 활동할 수 있도록 지원한다. 맨발걷기를 지역사회의 다양한 프로젝트와 연계해 환경 정화 활동, 지역 탐방, 문화 행사 등으로 더 풍부하고 다채로운 경험으로 만들 수 있다.

공원, 해변, 산책로 등 공공장소에서 맨발로 걷기에 적합한 환경을 조성하고 이러한 활동을 지원하는 정책을 마련해 맨발걷기를 일상생활의 일부로 자리 잡게 하는 데 이바지한다. 연령대와 배경이 다양한 지역사회 구성원들을 맨발걷기 활동에 참여하도록 장려함으로써 포용적이고 다양한 커뮤니티를 구축하는 데 이바지한다. 지역 기업, 학교, 보건 기관 등과 협력해 맨발걷기 프로그램을 확장하고, 지역사회의 다양한 계층에 맨발걷기의 혜택을 전파하는 데 중점을 둔다.

이같이 맨발걷기는 지역사회 활동의 중심지로 커가고 있으며 지역사회의 건강, 연결성 그리고 활동성을 증진하는 데 이바지할 수 있다. 맨발걷기가 사회적으로 수용되고 즐거운 활동으로 전환되게 하려면 포괄적인 커뮤니케이션 전략을 바탕으로 맨발걷기에 대한 긍정적 이미지를 전달하고, 이 활동의 혜택과 즐거움을 강조해야 한다. 동시에 지나친 집착이나 부정적 인식을 완화하는 내용도 포함해야 한다.

문화적 행사와 맨발걷기를 연계하는 것도 좋은 방법이다. 지역축제나 문화 행사에 맨발걷기 활동을 포함해 가족 단위의 참여를 장려하고, 다양한 연령대가 함께 즐길 기회를 제공하면 좋다. 학교나 지역사회 센터에서 제공하는 교육 프로그램에서 맨발걷기의 혜택과 올바른 방법을 가르치고, 이를 즐겁고 건강한 활동으로 인식하도록 돕는 것도 중요하다.

맨발걷기를 요가, 명상, 자연 탐방과 같은 다른 활동과 통합해서 더 많은 사람이 쉽게 접근하고 즐길 수 있도록 하는 것도 유익하다. 이는 맨발걷기를 다채로운 경험을 할 수 있는 수단으로 만들어줄 수 있다. 공원이나 등산로 그리고 해변에서 진행되는 이러한 이벤트는 맨발걷기에 관한 관심을 높이고 더 많은 사람이 참여할 기회를 제공한다.

마지막으로, 사회적 미디어에서 맨발걷기의 즐거움과 혜택을 공유하는 캠페인을 진행하면, 특히 젊은 층에게 맨발걷기에 대한 긍정적 인식을 심어줄 수 있다.

이런 방식으로 맨발걷기는 사회적 반감을 줄이고 모든 사람이 즐길 수 있는 포용적이고 건강한 놀이 활동으로 발전할 수 있다.

세계화를 위한 제안

K-맨발걷기의 가능성

'한류韓流'는 1990년 후반 중국 언론매체에서 처음 쓰기 시작한 신조어다. 이때 한국의 문화가 겨울의 차가운 공기처럼 매섭게 파고든다는 뜻의 '한류寒流'와 동음이의어인 '한류韓流'가 통용되면서 본격적으로 자리를 잡았다. '한류'는 중국, 홍콩, 대만, 일본, 베트남 등지에서 청소년을 중심으로 한국의 음악, 드라마, 영화, 패션, 게임, 음식, 헤어스타일 등 대중문화와 한국 인기 연예인을 동경하고 배우려는 문화 현상을 말한다. 따라서 한류의 주를 이룬 것은 드라마나 영화, 음반과 일부 연예인 등의 문화상품, 즉 미디어 상품이었다.

하지만 이제는 한류가 단순한 미디어 상품의 차원을 넘어 한국의 수출에 지대한 공헌을 하고 있다. 한국의 무역을 국내외에서 해왔고 보아왔던 상황에서 보면, 한류는 국가 이미지를 높여 한국 상품의 평가를 높였다. 그 대표적인 제품이 화장품이다. 한류가 없었다면 화장품을 수출할 수 있었을까? 전 세계적으로 화장품을 수출하는 나라는 이전에는 프랑스뿐이었지만, 이제는 우리도 한류 바람에 힘입어 화장품을 수출하는 두 나라 중 하나가 되었다. 화장품은 단순히 제품 이상의 상징성을 가지며 문화적 우월성을 나타내는 상품이기도 하다.

한류가 한국 경제, 한국 수출에 미친 긍정적 영향을 쓰려고 한 적도 있다. 그만큼 한류에 오랫동안 관심을 가졌다. 그리고 이제는 새로운 한류가 떠오르고 있고, 그 한류가 컸으면 하는 마음이다. 바로 K-맨발K-Barefoot이다. 현재 한국에서 건강의 거대한 트렌드가 된 맨발걷기는 고령화되는 세계의 추세를 볼 때 K-팝, K-드라마나 K-음식처럼 또 하나의 한류 문화로 성장할 수 있다.

이런 분야들이 세계적으로 성공을 거둔 이유를 분석해보면 세계화 전략에 도움이 될 수 있다. 이 분야들이 성공한 주된 이유 중 하나는 이들의 문화적 매력과 독창성 때문이다. K-팝이나 한국 드라마는 자국의 독특한 문화적 요소를 전 세계에 퍼뜨리며 많은 사람의 관심을 끌었다. 또한 현대 기술의 발달로 인터넷과 소셜 미디어를 통해 이런 콘텐츠를 쉽게 접하고 공유할 수 있게 되었다.

감정적 연결과 공감도 중요한 요소다. 사람들은 자신의 감정과 경험을 반영하는 콘텐츠에 더욱 끌린다. 한국 드라마에서 보이는 사랑, 우정, 가족 관계 같은 보편적 주제에 전 세계 많은 사람이 공감한다. 이를 맨발걷기의 세계화 전략에 적용하면, 이 운동의 독특한 매력을 강조하고 소셜 미디어를 통해 접근성을 높이며 사람들이 공감할 수 있는 감정적 연결을 만들어내는 방식으로 접근하면 된다. 또 맨발걷기가 지속적으로 진화하고 새로운 형태로 발전하는 방법도 모색하는 것이 중요하다.

혼종 문화로서 맨발걷기

맨발걷기를 한류 문화의 일환으로 세계화하는 방안은 창의적이고 전략적인 접근이 필요하다. 한국의 음악, 음식, 드라마처럼 맨발걷기도 한국 문화의 매력적인 부분으로 포지셔닝할 수 있다. 전통과 현대가 어우러진 한국의 문화적 요소를 바탕으로 맨발걷기의 가치와 이점을 국제적으로 알리는 방안, 문화적 배경이 다양한 사람들 사이에서 맨발로 생활하는 문화를 보여줄 수 있다.

한국은 고유한 전통적 가치와 현대적 혁신이 조화를 이루는 나라이므로 맨발걷기가 그냥 튀어나온 것이 아님을 보여줄 수 있다. 한옥과 같은 전통 건축물에서 맨발로 생활하는 일반적 관습은 맨발걷기의 건강상 이점을 현대적 맥락에서 재해석하고 국제 사회에 알리는 훌륭한 예시가 될 수 있다.

한국 문화의 글로벌 인기를 활용하여 K-팝, K-드라마 등을 통해 맨발걷기의 긍정적 이미지를 전 세계적으로 전파하는 전략 역시 중요하다. 한국 문화가 세계에 알려지는 주요한 요소로 '혼종 문화'를 예로 든다. 비빔밥처럼 이것저것 섞어서 음식을 만드는데, 마구 섞은 듯하지만 그게 아주 제맛을 내듯이 한국의 혼종 문화는 여러 문화를 섞지만 한국적 요소가 강하면서 다른 문화적 요소와 잘 어울린다는 의미다.

이 과정에서 맨발걷기를 세계화하는 데 중요한 접점을 찾을 수 있다. 각 문화의 독특한 특성을 이해하고 존중하는 동시에 맨발걷기의 보편적 가치 - 건강 증진, 환경보호, 정신 건강 개선 -를 강조함으로써 문화적 배경이 다양한 사람들에게 맨발걷기의 매력을 전달할 수 있다. 맨발걷기의 세계화 전략에서 한국적 특색이 더해 혼종 문화를 강조하는 것이다.

현재의 한류를 지속하려면 사람보다는 문화 자체를 '한류화'해야 한다. 예를 들면 일본의 '만화'나 미국의 할리우드 영화, 월트 디즈니 만화영화 같은 문화는 그 나라의 이미지를 고양하는 데 큰 역할을 하면서도 세월의 영향을 덜 받는다. 지금 추세로 보아서는 가장 하기 쉽고 사람들에게 설명이 필요 없는 '한류자원'이라면 등산이나 걷기 같은 슬로 헬스다.

걷기는 이제 시작해서 외국에 어필할 만한 자원이 많지 않지만, '등산'은 이미 수십 년 동안 외국의 높은 산을 정복하면서 한국의 등산을 널리 알려왔다. 세계 최초로 히말라야 8,000m 16좌를 등정한 우리나라의 대표적 산악인 엄홍길 대장, 세계에서 세 번째로 지구 3극점(에베레스트 + 남·북극점) 도달 기록을 세운 허영호, 알래스카 키차트나 스파이어 동벽 + 파키스탄 가셔브룸 4봉(7,925m) 서벽 + 파키스탄 히말라야 CAC샤르(5,942m)와 코리안샤르(6,000m) 등의 코스를 최초로 등정한 유학재 등 세계적 등반가들도 많다. 특히 유학재는 남들이 이미 정복한 등산 코스가 아니라 불가능하다며 포기하고 감히 엄두도 내지 못했던 봉우리들을 새로운 코스를 개척하며 등반해 세계사적 등반가로 기록되었다.

네팔이 에베레스트로 세계의 등산객들을 끌어들이고 있다면, 한국은 '생활 속 등산'이라는 개념으로 외국의 트레킹족을 유혹할 수 있다. 이미 수많은 전문 등산가가 해외에서 활동하였고, 세계의 지붕들을 정복하였다. 그들이 있을 수 있었던 바탕에는 언제나 마음만 먹으면 가까이할 수 있는 '한국의 산'이 있었다.

한국의 산은 인간의 극한을 견디는 산이 아니라 언제나 가볍게 느낄 수 있는 산이다. 게다가 울창한 나무가 한여름 땡볕도 가려주는 친근한 산이다. 등산 취미 인구도 다른 나라에 비해 압도적으로 많다. 북한산에만 일 년 등반객이 1,000만 명이 넘는다. 분명 세계에서 가장 많은 등산객을 받아들이는 산일 것이다.

세계적인 스타 등산가도 많고 세계에서 가장 많은 사람이 오르는 산을 꼽으라면 단연 한국의 산들이다. 이제는 이 산들을 한류 자원으로 적극 활용할 때가 왔다. 그리고 이들에게 대전의 계족산이나 북한산 등에서 가벼운 마음으로 신을 벗고 한국의 산을 느끼게 한다면, 정복하기 위한 산이 아닌 일체감을 주는 산이 있는 한국을 다시 보게 될 것이다.

맨발걷기의 세계화 방안을 다시 정리하면 다음과 같다.

첫째, 한국의 아름다운 산책로나 자연경관을 배경으로 한 맨발걷기 프로그램을 소개할 수 있다. 미디어와 협업해 한류 드라마, 영화, 뮤직비디오에서 맨발걷기 장면을 포함하고, 유명 연예인이나 인플루언서가 맨발걷기를 실천하는 모습을 보여줘 대중화에 이바지할 수 있다.

둘째, 국제적 이벤트나 축제를 한국에서 개최해 전 세계 사람들이 참여할 기회를 제공하는 것도 좋다. 소셜 미디어 캠페인으로 맨발걷기의 이점과 매력을 전 세계에 알릴 수 있다. 해시태 그 챌린지, 인플루언서와 협업해 젊은 세대에게 맨발걷기를 알릴 수 있다.

셋째, 교육 프로그램을 개발해 맨발걷기를 교육하고, 한국 문화에 대한 이해도를 높일 수 있다. 인기 있는 한류 스타들과 협력해 맨발걷기 관련 콘텐츠를 제작하고, 이들이 맨발걷기를 실천하는 모습을 보여주면 팬들에게 긍정적 영향을 줄 수 있다.

넷째, 한국과 다른 나라 간 문화 교류 프로그램으로 맨발걷기를 소개하고, 서로의 문화를 이해하며 맨발걷기를 통한 건강 증진의 가치를 전파할 수 있다.

다섯째, 한의학적 관점에서 맨발걷기의 자기 치유적 효능을 설명하는 것은 매우 효과적인 전략이 될 수 있다. 이러한 접근은 한국의 자연과 전통 의학의 매력을 세계에 알리는 동시에, 맨발걷기가 건강에 미치는 긍정적 영향을 과학적으로 입증하는 데 도움이 된다.

관광 사업화 방안

한류 문화의 일환으로 맨발걷기를 해외에 홍보하면, 관광 산업에 크게 이바지할 수 있다. 해외에서 온 방문객들에게 독특하고 풍부한 경험을 제공함으로써 한국의 문화와 관광 산업이 혜택을 받을 수 있다. 방문객들에게 보여줄 수 있는 것들로는 맨발걷기 투어가 있다. 한국의 아름다운 자연 풍경, 계족산 황톳길 같은 특별한 맨발걷기 코스를 소개하고, 가이드 투어로 한국의 자연과 문화를 직접 체험하도록 할 수 있다.

또한, 온돌방과 같은 한국의 전통적인 생활방식을 체험할 수 있는 프로그램을 제공하고, 전통 한옥 체험, 한국 전통 음식 만들기 등 다양한 문화 체험을 통해 한국의 매력을 전달할 수 있다. 한의학과 웰빙 프로그램을 제공하는 것도 중요하다. 한의학에 기반한 건강 및 웰빙 프로그램을 제공함으로써 한방차 시음, 한의학 건강 상담, 맨발걷기와 연계된 건강 프로그램 등으로 한국의 전통 의학을 경험할 수 있다.

문화 행사와 축제에 방문객들을 초대하는 것도 한국 문화의 다양성을 보여주고, 방문객들에게 특별한 추억을 제공하는 좋은 방법이 될 수 있다. 이렇게 함으로써 우리는 외국인이 한국에서 보고 배우고 체험하며 관광할 만한 분야로 발전시킬 수 있다. 새로운 관광 콘텐츠와 프로그램은 한국을 방문하는 외국인 관광객 수를 늘리고, 관광 산업에 활력을 불어넣을 수 있다. 또한 외국인 방문객들과의 문화 교류는 한국 문화의 국제적 이해와 인식을 높이는 데 이바지하며 한국의 긍정적 이미지 구축과 글로벌 인식 제고에 도움이 될 수 있다.

이렇게 맨발걷기의 한류화가 진행된다면 경제적 수익의 증가도 기대할 수 있다. 관광객의 증가는 숙박, 음식, 쇼핑 등 다양한 분야에서 경제적 수익을 가져올 것이며, 이는 지역 경제 발전과 직접 연결된다.

국제적 동반관계 강화 역시 중요한 이점이다. 한국을 방문하는 외국인들과의 교류는 국제적인 비즈니스와 문화적 협력의 기회를 창출할 수 있다. 특히 이런 방식으로 오래 한국에 머물게 되는 관광은 1인당 국내 소비액도 크기 때문에 관광 수익성 증대에도 좋다.

이러한 방식으로 맨발걷기를 한류 문화의 일부로 홍보하고 해외 방문객들에게 제공하는 것은 한국의 문화적 매력을 국제적으로 알리고 국가 이미지와 경제에 긍정적 영향을 줄 수 있다.

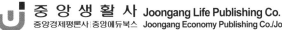

중 앙 생 활 사 Joongang Life Publishing Co.
중앙경제평론사 | 중앙에듀북스 Joongang Economy Publishing Co./Joongang Edubooks Publishing Co.

중앙생활사는 건강한 생활, 행복한 삶을 일군다는 신념 아래 설립된 건강 · 실용서 전문 출판사로서
치열한 생존경쟁에 심신이 지친 현대인에게 건강과 생활의 지혜를 주는 책을 발간하고 있습니다.

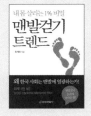

내 몸 살리는 1% 비밀 **맨발걷기 트렌드**

초판 1쇄 인쇄 | 2024년 10월 17일
초판 1쇄 발행 | 2024년 10월 22일

지은이 | 홍재화(JaeHwa Hong)
펴낸이 | 최점옥(JeomOg Choi)
펴낸곳 | 중앙생활사(Joongang Life Publishing Co.)

대　　표 | 김용주
기　　획 | 백재운
책임편집 | 이상희
본문디자인 | 박근영

출력 | 영신사　종이 | 에이엔페이퍼　인쇄 · 제본 | 영신사

잘못된 책은 구입한 서점에서 교환해드립니다.
가격은 표지 뒷면에 있습니다.

ISBN 978-89-6141-329-9(03510)

등록 | 1999년 1월 16일 제2-2730호
주소 | ㉾ 04590 서울시 중구 다산로20길 5(신당4동 340-128) 중앙빌딩
전화 | (02)2253-4463(代)　팩스 | (02)2253-7988
홈페이지 | www.japub.co.kr　블로그 | http://blog.naver.com/japub
네이버 스마트스토어 | https://smartstore.naver.com/jaub　이메일 | japub@naver.com
♣ 중앙생활사는 중앙경제평론사 · 중앙에듀북스와 자매회사입니다.

도서
주문　www.**japub**.co.kr
전화주문 : 02) 2253 - 4463

https://smartstore.naver.com/jaub
네이버 스마트스토어

중앙생활사/중앙경제평론사/중앙에듀북스에서는 여러분의 소중한 원고를 기다리고 있습니다. 원고 투고는 이메일을
이용해주세요. 최선을 다해 독자들에게 사랑받는 양서로 만들어드리겠습니다. **이메일** | japub@naver.com